HERNIES

ADHÉRENTES AU SAC

ACCIDENTS — THÉRAPEUTIQUE

PAR

Le Docteur A. BOIFFIN

PROSECTEUR A LA FACULTÉ DE MÉDECINE
ANCIEN INTERNE DES HOPITAUX DE PARIS

PARIS

G. STEINHEIL, ÉDITEUR

2, RUE CASIMIR-DELAVIGNE, 2

1887

HERNIES

ADHÉRENTES AU SAC

ACCIDENTS — THÉRAPEUTIQUE

IMPRIMERIE LEMALE ET Cie, HAVRE

HERNIES

ADHÉRENTES AU SAC

ACCIDENTS — THÉRAPEUTIQUE

PAR

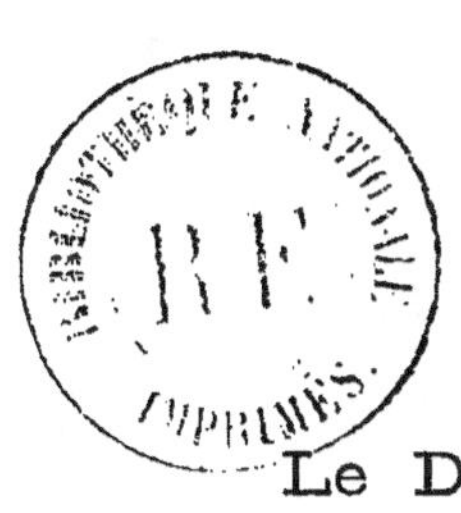

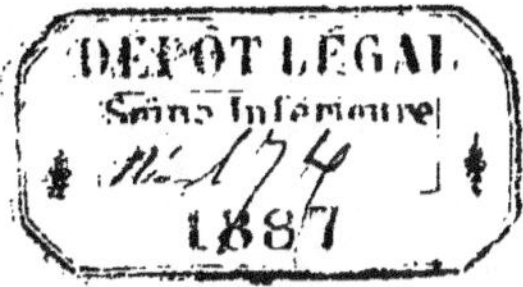

Le Docteur A. BOIFFIN

PROSECTEUR A LA FACULTÉ DE MÉDECINE

ANCIEN INTERNE DES HOPITAUX DE PARIS

PARIS

G. STEINHEIL, ÉDITEUR

2, RUE CASIMIR-DELAVIGNE, 2

—

1887

HERNIES

ADHÉRENTES AU SAC

ACCIDENTS — THÉRAPEUTIQUE

INTRODUCTION

Lorsque le chirurgien se trouve en présence d'une hernie ancienne, volumineuse, irréductible, qui est le siège d'accidents, l'idée de péritonite herniaire lui vient aussitôt à l'esprit pour expliquer ces accidents.

Or, péritonite herniaire veut dire encore aujourd'hui pseudo-étranglement, tel que l'entendait Malgaigne, c'est-à-dire temporisation, abstention, en fait de thérapeutique : c'est encore un *noli me tangere* que la vieille hernie adhérente avec ses accidents.

Pour être admise ainsi et servir encore à régler la conduite du chirurgien, cette théorie du pseudo-étranglement, de l'inflammation, est-elle donc établie sur des faits indiscutables? Non, ce n'est qu'une théorie qui permet d'expliquer quelques-unes des complications des hernies adhé-rentes et qui légitime l'abstention ; deux raisons l'ont fait conserver : d'abord la disparition spontanée possible pour un grand nombre de ces accidents, et puis les difficultés, les dangers opératoires en cas d'intervention.

Mais la clinique vient donner à cette théorie de fré-quents démentis ; dans certains cas, en effet, les premiers symptômes peu inquiétants que l'on espérait laisser passer en restant simple spectateur, font place peu à peu à des ac-cidents redoutables : le chirurgien a la main forcée, il faut intervenir.

Il regrette alors les jours perdus en vaines hésitations, car les conditions sont devenues de plus en plus mauvaises, il ne fait son opération qu'en désespoir de cause ; et le ré-sultat, en effet, n'est que trop souvent désastreux alors. On pourrait reprendre le mot de Malgaigne : j'écraserais la pa-tience du lecteur si je voulais rapporter ici toutes les obser-vations de ce genre.

A quoi faut-il s'en prendre, à l'opération ou à la théo-rie ?

A cette dernière, car non seulement elle n'est rien moins que prouvée, mais l'étude de l'anatomie et de la physiologie pathologiques nous permettra d'établir surabondamment que la théorie de l'inflammation comme cause immédiate unique de tous ces accidents des hernies adhérentes est inacceptable.

Ces accidents peuvent être dus à des causes multiples que nous étudierons plus facilement en les comparant aux différentes causes de l'occlusion intestinale ; n'est-ce pas, en effet, une partie importante de la grande cavité abdominale qu'une de ces grosses hernies scrotales ?

Puis, nous décrirons les différentes formes symptomatiques sous lesquelles peuvent se présenter les accidents des hernies adhérentes, ensuite leurs terminaisons et leur pronostic. Nous chercherons à propos du diagnostic à rattacher à chacune de ces formes les différentes causes établies par la physiologie pathologique, puis à voir si on peut, en clinique, déterminer exactement la cause des accidents ou, au contraire, s'il ne ressort pas de cette étude que ce diagnostic est toujours difficile sinon impossible, et que l'indication thérapeutique est unique.

Enfin, nous tirerons cette indication de l'idée que nous nous sommes faite sur la nature et sur le pronostic de ces complications.

De plus, ces accidents menaçant continuellement le hernieux, rendant l'intervention d'autant plus dangereuse qu'ils durent depuis plus longtemps, nous espérons avoir, par leur étude, apporté de puissants arguments en faveur de la cure radicale pratiquée en dehors de toutes ces complications.

Dans cette question si vaste et si difficile des accidents des hernies adhérentes, nous n'aurons en vue que les hernies inguinales, crurales et ombilicales, ces hernies étant de beaucoup les plus importantes par leur fréquence et leur volume, et parmi elles les hernies inguinales occupant le premier rang.

CHAPITRE PREMIER

ANATOMIE PATHOLOGIQUE
CARACTÈRES DES ADHÉRENCES DANS LES HERNIES

Avant d'aborder l'étude de la physiologie pathologique et de chercher à connaître la nature des accidents que l'on observe dans les hernies compliquées d'adhérences, il est indispensable de donner une description de ces adhérences, des dispositions très-variables qu'elles peuvent présenter, enfin de chercher dans la structure même du tissu qui les compose la cause des changements qui s'y opèrent.

La lecture des ouvrages qui traitent des hernies montre une différence très-grande, selon l'époque à laquelle ces ouvrages étaient écrits, dans l'importance attachée à la présence des adhésions réunissant les parties herniées.

Dans les traités publiés au XVIIIe siècle et au commencement du XIXe, on est tout étonné de trouver ces adhérences fréquemment et longuement décrites; les auteurs en parlent à chaque instant dans leurs observations, ils leur consacrent de longs chapitres ou des mémoires spéciaux, ainsi qu'on le voit dans les ouvrages de J.-L. Petit, Ledran, Arnaud, Richter, Scarpa, A. Cooper.

Après 1840, au contraire, les adhérences sont rarement signalées dans les observations, à peine décrites dans les traités, les auteurs ne faisant guère que reprendre les matériaux laissés par les anciens. Ce ne sont alors que des lésions

consécutives aux accidents des hernies, des altérations se-
condaires des viscères dont on ne s'occupe guère que pour
les considérer comme des preuves palpables de l'inflammation, de la péritonite herniaire.

Pourquoi les anciens connaissaient-ils donc si bien les
adhérences herniaires? Pourquoi leur attachaient-ils une
si grande importance ?

A cette époque, les bandages étaient mal faits, mal appliqués, mal tolérés, et les hernies irréductibles nombreuses ;
de plus tous les accidents s'expliquaient par l'étranglement,
et cette doctrine entraînait l'opération pour toutes les
complications graves, que la hernie fût petite et récente, ou
bien qu'elle fût ancienne et volumineuse, à large pédicule,
et cette dernière forme devait être, comme le dit Malgaigne,
dans la proportion de 3 pour 1, étant donnée la façon dont
on maintenait les hernies.

Rien d'étonnant à ce que les chirurgiens trouvent alors
de nombreuses et solides adhérences, et soient, dans leurs
opérations fréquentes, aux prises avec les cas les plus compliqués. Aussi en parlant des adhérences serrées, Scarpa
écrivait : « Ce cas est, à mon avis, une des plus grandes difficultés que l'on puisse rencontrer dans les hernies ».

Après Malgaigne, au contraire, les hernies sont plus exactement maintenues par des bandages bien fabriqués, bien
appliqués et plus facilement tolérés, de plus les hernies in-
coercibles, les grosses hernies irréductibles sont mises à
l'abri de l'intervention opératoire qui est proscrite de par la
doctrine du pseudo-étranglement. On n'ouvre plus que la
petite hernie qui vient de se produire et de s'étrangler ; la
kélotomie ne montre plus que rarement des adhérences ;
celles-ci n'ont plus grand intérêt pour le chirurgien.

Cependant la question est reprise en 1866 par M. Nicaise dans sa dissertation inaugurale sur les lésions de l'intestin dans les hernies ; en 1883, notre ami Barette, dans sa thèse, consacre d'assez longs développements aux adhérences compliquant les hernies étranglées, et pouvant servir d'indications à l'entérectomie et à l'entérorraphie.

Classification des adhérences. — Les adhérences herniaires se présentent sous des formes et des aspects très-différents, qui ce rend leur description difficile, aussi les anciens auteurs ont-ils cherché à exprimer par différents noms les variétés de disposition, de résistance que l'on peut rencontrer.

« Il y en a plusieurs espèces, dit J.-L. Petit, quelquefois l'adhérence n'est que le contact de deux parties enflammées qui se trouvent *collées* l'une à l'autre, parce que la chaleur a dissipé le plus de fluide de la lymphe qui mouille naturellement leur surface. »

« La vraie adhérence est plus forte ; quelquefois ce qui lie les parties est comme du tissu *cellulaire*, d'autres fois l'adhérence est *intime*, de manière que les substances des deux parties adhérentes, sont pour ainsi dire confondues. »

« Enfin, il y a de vieilles adhérences que l'on peut appeler *calleuses ;* celles-ci n'arrivent qu'aux vieilles hernies. »

L'expression d'adhérence vraie exprime bien toute la différence au point de vue opératoire entre les simples exsudats et les néo-membranes organisées ; nous la conserverons.

Arnaud décrit quatre variétés d'adhérences : « les adhérences *par agglutination* qui sont les plus communes ; toutes les hernies, dit-il, y sont sujettes, mais elles se détachent pour l'ordinaire assez facilement en passant le doigt index légèrement entre les parties. Lorsque l'intestin se trouve uni par cette espèce d'adhérence avec le sac herniaire dans l'endroit où il est serré par l'anneau, il n'y a pas assez d'espace pour que le doigt ait la liberté de tourner autour de l'intestin, il est impossible de lever cet obstacle, si l'on n'est muni d'un petit instrument spécial en argent dont je me sers.»

Il appelle la seconde variété *adhérences fibreuses* qui ne sont tantôt que mucilagineuses, tandis que d'autres fois elles sont si solides qu'elles sont comme tendineuses. On peut faire remarquer que des adhésions mucilagineuses ne peuvent être rangées sous le titre de fibreuses.

Les adhérences de la troisième variété, « ou *adhérences charnues*, sont à proprement parler des cicatrices dures et solides, quelquefois avec callosités ; cette espèce se rencontre dans les anciennes hernies, surtout celles de l'ombilic qu'il est presque impossible de réduire dans les gros ventres mollasses des femmes qui ont fait beaucoup d'enfants. »

Enfin, Arnaud cite un exemple de ce qu'il appelle « *adhérence spongieuse*, sorte d'excroissances fongueuses d'autant plus dangereuses que, outre les accidents qu'elles causent en étranglant l'intestin, elles peuvent dégénérer en carcinome ».

Il est évident, qu'Arnaud fait allusion à des carcinomes développés dans de vieilles hernies, cas absolument identiques à celui rapporté dans l'observation LXVI.

Richter range ces adhérences contre nature sous trois espèces principales :

« La première ou *filamenteuse* est formée par des filaments uniques quelquefois entièrement mous et muqueux, d'autres fois de nature charnue ou tendineuse. »

« La seconde espèce est la plus mauvaise, on pourrait la nommer la *charnue*, les parties sont dans ce cas si exactement adhérentes entre elles qu'on peut à peine les distinguer les unes des autres. »

« On peut nommer la troisième espèce la *spongieuse*, on peut aisément séparer les parties, souvent le doigt suffit. »

C'est à Scarpa que nous devons l'étude, de beaucoup la plus complète, de ces adhérences ; cependant sa classification n'est point irréprochable, il en distingue trois espèces :

« L'adhérence *gélatineuse*, produit ordinaire de l'inflammation adhésive. »

« L'adhérence *filamenteuse* ou *membraneuse* consiste en un certain nombre de filaments organisés ou de petites lames membraneuses de longueur, de forme, de nombre très-variables ; c'est un véritable tissu organisé. »

« La troisième variété ou adhérence *charnue* peut être divisée en deux espèces, l'une non naturelle, l'autre naturelle. La charnue non naturelle ne diffère de la membraneuse que par son épaisseur et sa consistance plus grandes ; tandis que la charnue naturelle est formée par les mêmes liens qui fixaient naturellement l'intestin dans la cavité abdominale et qui ont été entraînés avec lui. »

Scarpa fut donc le premier à faire cette distinction très-importante entre les adhérences d'origine inflammatoire « dans lesquelles l'adhésion intime est assez semblable à la cicatrice d'une plaie simple, il y a communication des vaisseaux, les parties réunies jouissent d'une vie commune, et les adhérences constituées par le glissement du péritoine qui fixe naturellement le gros intestin dans la fosse iliaque, il y a alors une disposition spéciale, presque constante, qui a été la source d'erreurs dans bien des cas. » Scarpa a bien établi dans ce cas la présence et la forme du sac herniaire qui avait été méconnu par plusieurs chirurgiens.

A propos de la classification en elle-même, on peut faire observer que, sous le nom de charnue, Scarpa range deux variétés d'adhérences d'origine, de nature et de disposition, tout à fait différentes.

Dans son Traité d'anatomie pathologique, Cruveilhier distingue quatre modes d'adhérences dans les hernies :

1° Les adhésions *pseudo-membraneuses* ou *couenneuses.*

2° Les adhésions *celluleuses* ou *fibreuses.*

3° Les adhésions *filamenteuses.*

4° Les adhésions *tuberculeuses.*

Cette division est très-mauvaise, car les deux premières variétés sont distinguées d'après leur structure, la troisième d'après sa forme, enfin les lésions tuberculeuses n'ont rien à voir dans cette question.

De plus Cruveilhier passe complètement sous silence l'adhérence par glissement du péritoine.

Nélaton décrit en quelques mots les adhérences qui peuvent compliquer l'opération de la hernie étranglée ; il décrit leurs caractères sans donner de noms aux différentes variétés ; mais il traite longuement de la hernie du cœcum avec ou sans sac herniaire.

Gosselin, dans ses Leçons sur les hernies abdominales, fait une courte étude des caractères anatomiques des adhérences, il distingue seulement les adhérences molles récentes, des adhérences anciennes et résistantes ; il ne fait que rappeler l'adhérence charnue naturelle de Scarpa qui, d'après lui, serait toujours assez longue pour laisser réduire l'intestin.

Dans sa thèse inaugurale, M. Nicaise décrit dans un chapitre spécial, les adhérences de l'intestin dans les hernies ; il en range les différentes variétés sous les quatre titres suivants :

1° Les adhérences *molles*, *gélatineuses*, *pseudo-membraneuses* ;

2° Les adhérences formées par un *tissu celluleux mince et flexible* ;

3° Les adhérences *filamenteuses* ou *membraneuses* allongées ;

4° Les adhérences *intimes, épaisses, étendues;* mais quelquefois quoique intimes les adhérences sont peu solides et se laissent détruire facilement.

On peut reprocher plusieurs défauts à cette classification. La division n'est pas fondée sur un même caractère, de telle sorte que les deux premières classes se distinguent par leur résistance, les deux dernières par leurs dimensions ; et dans la quatrième se retrouvent des adhérences qui font déjà partie de la première; enfin cette description néglige complètement l'adhérence naturelle de Scarpa.

Plus récemment enfin, Barétte, dans sa thèse, adopte cette classification incomplète, lui faisant subir toutefois quelques modifications, en s'appuyant surtout sur le degré d'organisation plus ou moins avancé.

De cette revue des descriptions données par les différents auteurs, il ressort que toutes les adhérences herniaires présentent l'une des deux origines suivantes : les unes, les plus fréquentes, sont d'origine inflammatoire, on retrouve en effet dans le sac herniaire tous les stades de l'inflammation des séreuses, tels qu'on les observe aussi dans le péritoine ou dans la plèvre ; tandis que les autres adhérences n'ont rien d'inflammatoire en principe, elles sont produites par le glissement du gros intestin, soit accompagné de la séreuse qui enveloppe les côlons et recouvre l'une et l'autre fosse iliaque, soit dépouillé en quelque sorte de son enveloppe péritonéale,

B.   2

c'est ce qui se passe ordinairement pour le côlon ascendant, dont la tunique musculaire ainsi mise à nu se met en rapport immédiat avec le tissu cellulaire qui environne le sac herniaire lorsqu'il existe.

D'après leur origine nous distinguerons donc les adhérences herniaires en deux grandes classes :

1° *Les adhérences par inflammation;*

2° *Les adhérences par glissement.*

Dans chacune de ces classes nous établirons des divisions basées, sur le degré d'organisation pour les adhérences par inflammation, et sur la présence ou l'absence du sac herniaire pour les adhérences par glissement.

CARACTÈRES ANATOMIQUES

1° *Adhérences par inflammation.*— Les modifications que détermine l'inflammation des membranes séreuses dans le sac herniaire consistent dans des exsudats de caractères variables. L'inflammation aiguë produit une quantité abondante du liquide qui existe à l'état physiologique en proportion très-petite dans les cavités séreuses ; cet exsudat plus ou moins limpide contient alors une proportion considérable de substance fibrinogène, il laisse déposer la fibrine sous forme soit de lames à la surface de la membrane enflammée, soit de flocons de volume, de nombre variables, en suspension dans le liquide.

Dès que le liquide se résorbera les lamelles de fibrine pourront arriver au contact et s'unir; et avant cette résorption les flocons, les filaments pourront prendre des attaches par leurs extrémités ou quelque autre point de leur surface, s'organiser dans cette situation et constituer des brides, de longueur

variable, étendues entre les surfaces du sac et des parties herniées.

L'exsudat fibrineux est plus important au point de vue de
notre étude, car il représente dès son apparition le premier
stade de toute adhérence inflammatoire. C'est lui qui répond
aux adhérences molles, gélatineuses, pseudo-membraneuses,
par agglutination, des anciens auteurs. Cet exsudat, mince
d'abord, s'épaissit par le dépôt de nouvelles couches, sa couleur varie du gris jaunâtre au rouge brun, sa consistance est
molle et friable ; Arnaud le comparait à de la colle ou à de la
glue ; le doigt sépare aisément les surfaces qu'il réunit et qui
gardent alors un aspect irrégulier, tomenteux.

Cet exsudat est constitué par de la fibrine sous forme de
fibrilles ou de lames ; plus tard des capillaires sanguins de
nouvelle formation pénètrent par la face profonde de ces
lames ; ils sont munis d'une paroi embryonnaire, et s'entou-
rent de tissu embryonnaire qui envahit progressivement toute
l'épaisseur de l'exsudat.

Les transformations qui s'opèrent après cette première
période changent complètement et rapidement les caractères
de ces produits inflammatoires ; leur structure devient de
plus en plus élevée, leur consistance de plus en plus grande ;
on y retrouve tous les éléments du tissu cellulaire jeune, et
ce tissu est doué de toutes les propriétés du tissu de cicatrice.

Aussi, pour bien marquer toute la différence qui sépare ces
deux états au point de vue du manuel opératoire, pourrait-on
désigner les adhésions formées par l'exsudat fibrineux sous
le nom de *fausses adhérences*, et réserver pour les membranes organisées et résistantes celui *d'adhérences vraies*,
présentant deux caractères fondamentaux : la présence de

vaisseaux à parois propres, la formation des éléments du tissu conjonctif.

En effet, parmi les vaisseaux embryonnaires qui ont pénétré et vascularisé l'exsudat fibrineux, les uns disparaissent, c'est le plus grand nombre, tandis que les autres se munissent de parois plus complètes, ils continuent à végéter et vont à la rencontre de l'une à l'autre surfaces de la séreuse ; ces vaisseaux seront donc d'autant plus nombreux que la néo-membrane sera plus récente, mais aussi ils seront d'autant moins volumineux ; ces deux termes se renversent au fur et à mesure que cette membrane vieillit et s'organise. Sur les anciennes adhérences on trouve des vaisseaux rares, espacés, mais souvent assez importants pour donner naissance à un écoulement sanguin abondant ; dans ce cas l'hémorrhagie se fait en un point facile à saisir et à lier, tandis que les petits vaisseaux d'une adhérence jeune saignent en nappe sur toute la surface de section, l'hémostase est difficile.

En même temps le tissu, dans lequel circulent ces vaisseaux, subit toutes les modifications du tissu conjonctif nouveau ; celluleux d'abord, il devient plus dense et plus serré grâce à la propriété de rétraction du tissu de cicatrice.

Les *adhérences vraies* se présentent sous des aspects multiples, selon leur étendue, et selon le degré d'organisation auquel elles sont arrivées.

Tous les auteurs donnent des divisions nettes et tranchées d'après le degré de résistance : cela satisfait l'esprit assurément, mais cela ne répond pas du tout à la réalité ; et entre les deux termes extrêmes de l'adhésion celluleuse, mince, flexible, et de la membrane fibreuse dure et même calleuse, tous les degrés intermédiaires existent.

Pour nous, ce n'est pas tant le degré de résistance, l'état

fibreux plus ou moins parfait qui doit dominer dans cette description ; ce sont les dimensions et surtout la longueur de ces liens qui présentent le plus grand intérêt, car il faudra employer l'instrument tranchant pour sectionner aussi bien le faisceau de tissu cellulaire jeune que la bride fibreuse, le précepte est formel : il ne faut jamais déchirer.

Mais la difficulté est toute différente selon que l'on a affaire à une bride aussi résistante que l'on veut mais longue, ou bien à une adhérence courte, intime, quoique jeune, fusionnant pour ainsi dire les deux feuillets opposés de la séreuse. Ces adhésions serrées fixent, immobilisent les parties, elles les déforment, elles offrent les plus grands dangers dans leur dissection qui réclame une habileté manuelle extrême.

C'est là le caractère réellement important des adhérences vraies, elles sont longues ou courtes et mieux, *lâches* ou *serrées* ; les déformations de l'intestin et les difficultés opératoires sont en raison directe du degré de rapprochement des surfaces adhérentes.

Les adhérences lâches laissent à ces surfaces une certaine mobilité entre elles ; leurs dispositions sont très-variables, tantôt ce sont de véritables membranes celluleuses ou fibreuses présentant une surface plus ou moins étendue ou bien ce sont de simples brides cylindroïdes quelquefois assez irrégulières, s'élargissant aux points d'implantation : rien de moins compliqué que la section de ces adhérences qui laissent les parties qu'elles unissent se mouvoir, s'éloigner l'une de l'autre, l'intestin quoique adhérent peut même rentrer ; la présence des vaisseaux ne complique cette section que par la nécessité d'une double ligature facile à placer.

Les adhérences serrées maintiennent au contraire les parties en un contact presque immédiat ; cette disposition a été attribuée par la plupart des auteurs au défaut de contractilité de certaines parties, ainsi l'épiploon et les appendices épiploïques du gros intestin sont souvent le siège de cette variété d'adhérence qui est au contraire très-rare sur l'intestin grêle ; nous reprendrons ce point dans un instant.

Le tissu qui constitue la soudure subissant la rétraction ordinaire du tissu de cicatrice, les parties mises au contact étant elles-mêmes le siège d'une irritation profonde, il se fait une véritable fusion entre elles, union si intime qu'il devient quelquefois matériellement impossible de les séparer : on ouvre l'intestin soit par section, soit par déchirure. Et cette union peut se faire entre des surfaces très-variables d'étendue, depuis le simple sommet d'une anse intestinale, jusqu'à la totalité d'une masse herniée énorme ; c'est dans un cas de ce genre qu'Arnaud prit le parti de sectionner au niveau du pédicule toute la masse intestinale dont il ne parvenait pas à reconnaître les différentes anses.

Après avoir étudié les caractères des adhérences en général, il nous faut maintenant rechercher quelles sont les parties qu'elles unissent.

On sait que l'on peut trouver presque tous les organes abdominaux dans les hernies, mais nous ne nous occuperons ici que des différentes parties de l'intestin et de l'épiploon ; quelques-unes de ces parties sont bien plus fréquemment le siège d'adhérences que les autres : au premier rang il faut mettre l'épiploon, puis c'est le gros intestin. Nous avons dit que l'intestin grêle serait moins souvent adhérent grâce aux mouvements dont il est doué. Il semble que cette raison ne soit pas suffisante, car intestin grêle ou gros intestin, une fois dans le sac herniaire, l'un ne se meut pas beaucoup plus que l'autre. N'y a-t-il pas là plutôt une question de tissu plus ou moins facile à modifier ? Les appendices épiploïques présentent les mêmes caractères que l'épiploon, ils sont aussi souvent profondément transformés et cependant le gros intestin est doué de mouvements : le tissu épiploïque est prédisposé à l'inflammation adhésive.

Ainsi on trouve fréquemment l'épiploon uni à la face interne du sac par des adhérences intimes d'étendue très variable. Cette disposition n'est pas très-importante, nous n'y insisterons que pour rappeler les sacs épiploïques décrits par Prescott-Hewett, sorte de doublure épiploïque du sac péritonéal, pouvant lui adhérer très-intimement.

L'épiploon peut être uni à l'intestin et le plus souvent c'est au gros intestin ; dans ce cas les adhérences prennent les formes les plus variables, depuis les brides les plus fines, les membranes les plus larges mais souples et faciles à diviser, jusqu'aux masses lipomateuses, volumineuses, dures, criant sous le bistouri, et fusionnées avec la paroi intestinale ; cette variété est plus importante à cause de ce voisinage, mais le plus souvent on peut sacrifier l'épiploon sans grand danger, et le réséquer autant qu'il est nécessaire pour la réduction de l'intestin.

L'épiploon, interposé entre l'intestin et le sac, peut être adhérent par ses deux faces et servir de ciment entre les deux organes ; quand cette disposition a lieu sur une grande étendue, la dissection de l'intestin devient très-difficile.

Enfin l'intestin peut être uni directement au sac, c'est encore le gros intestin qui est le plus souvent ainsi fixé ; cependant l'intestin grêle n'est pas toujours libre.

Enfin, les grosses hernies anciennes présentent quelquefois le type le plus compliqué de ces adhérences : l'on peut trouver en effet plusieurs anses de l'intestin grêle et du gros intestin, l'épiploon, agglomérés entre eux et avec la paroi du sac par des adhérences offrant toutes les formes et tous les degrés de résistance ; on dirait que la cavité de l'intestin serait creusée dans l'épaisseur d'une masse cellulo-fibreuse limitée par la paroi du sac, J.-L. Petit avait donné à cette variété le nom de *hernies marronées :* c'est là, comme le dit Scarpa, une des plus grandes difficultés que l'on puisse rencontrer dans l'opération de la hernie.

Dans certains cas, on a trouvé des adhérences situées non pas dans le sac, mais au niveau du pédicule et même au delà du collet du côté de la cavité abdominale ; elles restent méconnues jusqu'à ce que, la réduction demeurant impossible sans qu'on sache à quoi attribuer une telle difficulté, on aille avec le doigt explorer plus profondément et détacher ces adhérences plutôt abdominales que herniaires (Obs. XLVIII). C'est alors aussi qu'on peut voir la réduction se faire assez facilement, mais l'intestin retenu à l'orifice herniaire est coudé, ployé, du fait de cette adhérence profonde (Obs. XLIX).

Nous devons parler d'une variété rare d'adhérences, dont Wrisberg, Sandifort ont rapporté des exemples.

Dans certaines hernies congénitales le gros intestin a été trouvé adhérent au testicule ; et dans le cas de Sandifort il y eut des phénomènes d'occlusion intestinale après réduction, qui entraînèrent la mort.

D'après Wrisberg et Scarpa, quand la hernie du cœcum est congénitale, il est probable qu'elle a été déterminée par une adhérence que le testicule avait contractée avec cet intestin avant sa descente dans le scrotum.

Enfin il nous reste à signaler une disposition rare mais dont la connaissance est très-importante : les adhérences réunissent quelquefois les deux branches de l'anse herniée, de telle sorte que son sommet forme un angle très-aigu et non plus une courbe arrondie (Obs. LII, LVIII) ; cette anse peut d'ailleurs être libre de toute connexion avec les parties voisines. Cette disposition était très-bien connue des anciens, de même que ses conséquences ; Arnaud, Richter recommandent « de ne point réduire une anse présentant une semblable déformation sous peine de voir périr le patient ».

Astley-Cooper rapporte une observation dans laquelle les accidents d'occlusion intestinale dus à cette variété d'adhérences, se terminèrent par la mort (Obs. LVIII).

C'est dans un cas de ce genre que Riedel, en 1883, pratiqua la résection et la suture de l'intestin, et obtint un succès remarquable (Obs. LI).

2° *Adhérences par glissement.* — Les adhérences de cette classe sont de beaucoup moins fréquentes, mais il est très-important d'en bien connaître le mode de formation et la disposition, car leurs caractères anatomiques sont absolument différents et le mode opératoire qui leur convient est tout aussi spécial.

Nous avons vu que Scarpa, le premier, en donna une description presque irréprochable dans son Traité des Hernies sous le titre d'*Adhérence charnue naturelle.*

C'est presque exclusivement d'après le travail de Scarpa que Nélaton décrit les hernies du cœcum et de l'appendice vermiculaire.

Dans les Bulletins de la Société anatomique nous avons trouvé deux observations très-détaillées de ce genre de hernie, dues à MM. Boussy et Ladroitte, internes des Hôpitaux, et nous devons à l'extrême obligeance de notre maître, M. Berger, une note très-importante sur une hernie de l'S iliaque qu'il disséqua, alors qu'il était Prosecteur à la Faculté.

Enfin cette question a fait récemment le sujet de travaux importants dus à Trèves, en Angleterre, et à notre collègue et ami Tuffier ; ces travaux n'ont d'ailleurs fait que confirmer et compléter la description de Scarpa.

Le plus souvent, l'adhérence charnue naturelle, dit Scarpa, est formée par les mêmes liens qui fixaient l'intestin dans la cavité abdominale, et qui ont été entraînés avec lui dans le scrotum ; et à ce propos il décrit deux petits replis du péritoine, l'un supérieur, l'autre inférieur, qui fixent le cœcum et le commencement du côlon dans la région iléo-lombaire droite.

Il se fait une sorte de locomotion, de glissement grâce à la laxité du tissu cellulaire sous-péritonéal ; la séreuse qui tapisse l'une ou l'autre des fosses iliaques descend et s'engage dans le trajet herniaire. Et pour que ce mouvement soit possible on conçoit qu'il doive se faire en même temps, au niveau de la région abdominale postérieure, une élongation, une distension du péritoine qui ne se déplace pas dans toute la hauteur du flanc correspondant. Aussi la partie inférieure du gros intestin, le cœcum, par exemple, sort revêtue de son péritoine, tandis que la partie située au-dessus, le côlon ascendant, peut laisser son enveloppe séreuse fixée à la paroi abdominale et se présenter dépouillé en partie ou en totalité de sa tunique péritonéale ; sa tunique musculaire se met en rapport immédiat avec le tissu cellulaire de la région herniaire.

D'après ses recherches anatomiques, Scarpa distinguait

trois degrés de la hernie du cœcum et du côlon droit; ces degrés représentent, dit-il, la marche de la nature dans la formation de ces hernies.

Dans un premier degré, le repli péritonéal n'étant pas encore parvenu dans le sac herniaire, l'intestin était très facile à réduire.

A un degré plus avancé, le cœcum était contenu en totalité dans le sac herniaire avec le commencement du côlon, et l'intestin était attaché à la *partie externe* du collet du sac par les mêmes replis du péritoine qui le fixent naturellement dans le flanc droit : il était impossible de le réduire complètement.

Enfin au dernier degré, les replis péritonéaux, formant les attaches naturelles du gros intestin, faisaient partie du sac herniaire : *le fond du cœcum était libre* et sans attache comme il l'est naturellement dans la cavité abdominale, aussi pouvait-on le faire remonter vers l'anneau, mais tout le reste du gros intestin hernié était adhérent d'une manière si intime et dans une si grande étendue aux parois du sac, qu'il était impossible d'en faire la réduction.

Ce mode d'adhérence peut se présenter aussi, mais moins fréquemment, dans les hernies du côté gauche; l'S iliaque descend avec son méso-côlon qui se continue avec la paroi du sac de la même façon qu'il se continuait avec le péritoine de la fosse iliaque gauche.

D'après Scarpa, la hernie du gros intestin ne se ferait jamais sans entraîner toute son enveloppe séreuse; mais, de même que dans la cavité abdominale, le péritoine n'enveloppe pas complètement toute la circonférence de l'intestin, dont une partie, variable selon le degré de dilatation, est en rapport immédiat avec le tissu cellulaire de la paroi abdominale postérieure, de même dans la hernie on retrouve une disposition semblable : une partie de la surface du cœcum et du côlon est entourée d'une cavité séreuse, d'un véritable sac, tandis que le reste est à nu et en relation directe avec le tissu cellulaire voisin qui se modifie peu à peu ; cette dernière région serait toujours située à la partie externe et postérieure du sac. De telle sorte que l'incision de la tumeur portant sur la face latérale externe, arrivera, sans ouvrir de sac, directement sur la paroi intestinale qui risque fort d'être sectionnée. Scarpa attribue à cette faute opératoire la description que certains chirurgiens ont faite de hernies du gros intestin dépourvues de sac.

Les recherches anatomiques de Trèves et de Tuffier ont définitivement établi ce point : le péritoine entourant le cœcum de toutes parts dans l'abdomen, la hernie du cœcum a toujours un sac péritonéal complet, tandis que le côlon ascendant hernié peut en être dépourvu ; une partie plus ou moins grande de sa surface dépouillée de sa tunique séreuse peut être à nu sous les autres enveloppes de la hernie.

Le plus souvent, comme l'a dit Scarpa, la cavité séreuse se trouve ainsi étalée à la face antéro-interne de la tumeur herniaire, mais dans certains cas l'intestin, dans son mouvement de descente, subit aussi un mouvement de rotation selon l'axe longitudinal de la tumeur ; il se contourne sur lui-même, de sorte que sa face postérieure devient externe et même antérieure, la cavité séreuse qui représente le sac herniaire se trouve alors derrière l'intestin.

Enfin, d'après Nélaton, Blandin signalait dans ses leçons une disposition plus curieuse encore : dans quelques cas le cœcum avait éprouvé un mouvement de bascule autour de son diamètre transversal, son extrémité se relevant en avant et en haut, sa face postérieure et le côlon ascendant se dirigeant en bas. On pouvait alors trouver un sac dans la partie supérieure de la tumeur, la partie inférieure en étant dépourvue.

Il est donc bien établi que dans ces hernies il existe toujours un sac véritable, mais souvent insuffisant pour envelopper toutes les parties herniées ; comme sa situation est variable, comme cette disposition ne peut être révélée avant l'opération, il faut apporter la plus grande attention et la plus sage prudence dans l'incision des différents plans qui constituent les enveloppes de la hernie.

Cette disposition peut être plus complexe encore : dans ce sac incomplet peut descendre une certaine longueur d'intestin grêle, il existe alors deux parties distinctes dans une telle hernie, l'une ordinairement antéro-interne formée par l'intestin grêle et l'épiploon pouvant présenter eux-mêmes des adhérences inflammatoires, l'autre postérieure et externe constituée par le gros intestin, en partie en dehors du sac.

Il nous reste à étudier un point important : les mésocôlons, comme on le sait, comprennent entre les deux feuillets péritonéaux, qui les constitunet, tous les vaisseaux et nerfs qui se rendent au gros intestin ou qui y prennent leur origine : que deviennent ces vaisseaux lorsque les deux feuillets écartés cessent de les entourer dans une henrie du côlon ? Dans la hernie de l'S iliaque qu'il disséqua, M. Berger put constater que les vaisseaux côliques, au niveau du trajet inguinal, cheminaient pendant un certain temps isolés, au milieu d'un tissu cellulaire assez lâche, et rampaient anisi au-dessous du sac jusqu'à un niveau assez bas avant d'atteindre le méso qui les conduisait dans les parois intestinales.

D'après les recherches de Tuffier, ces vaisseaux seraient toujours contenus dans l'épaisseur du mésocœcum, qui est constant d'après lui dans les hernies du cœcum ; tandis que dans celles du côlon ascendant ou descendant les vaisseaux seraient situés, ainsi que M. Berger l'avait constaté, au milieu du tissu cellulaire avec lequel vient se mettre en rapport la face postérieure du gros intestin.

La dissection de cette variété de hernie présentera donc une difficulté et un danger particuliers tenant à la situation du paquet vasculo-nerveux important dépendant de l'intestin, qu'il faut éviter de blesser autant pour la gravité de l'hémorrhagie qui peut en résulter, que pour la sûreté de la nutrition du segment intestinal qui dépend de ces vaisseaux.

Etat du sac. — L'étude du sac herniaire ne présente rien de bien spécial en dehors des dispositions que nous avons signalées déjà à propos des adhérences en général et surtout des adhérences par glissement.

Les adhérences se montrant presque toujours dans de vieilles hernies, les dimensions du sac sont ordinairement assez grandes, et comme ces hernies n'ont jamais été maintenues ou l'ont été fort mal, l'anneau et le collet sont presque toujours larges et incapables de serrer le pédicule ; dans bon nombre d'observations on trouve noté : deux, trois doigts peuvent facilement être introduits dans l'orifice herniaire. Cependant dans certaines tumeurs peu volumineuses l'intestin, quoique adhérent, peut être réduit et maintenu assez facilement ; dans ce cas le collet et l'anneau sont assez étroits pour étrangler une autre anse d'intestin plus volumineuse que celle qui y passe d'ordinaire, ou venant se surajouter à celle-ci.

Les parois du sac sont ordinairement épaisses et résistantes, quelquefois au point d'être difficilement saisies entre les mors d'une pince ; les irritations nombreuses souvent violentes qu'elles subissent peuvent déterminer une union solide avec les parties extérieures ; et dans certains cas on éprouve les plus grandes difficultés à isoler le sac d'organes importants, tels que les vaisseaux fémoraux dans les hernies crurales (Obs. LXIII).

Sur leur face profonde, ces parois, comme nous l'avons vu, peuvent être aussi fusionnées sur une étendue variable avec l'intestin, et ces deux ordres d'adhérences superficielles et profondes, se faisant au même niveau, font de l'isolement du sac une des plus grandes difficultés.

Etat de l'intestin. — Sous l'influence des adhérences et aussi des causes mêmes qui leur ont donné naissance, l'intestin subit des modifications profondes dans sa forme et dans sa structure intime.

Nous avons dit pourquoi le gros intestin est plus fréquemment le siège d'adhérences que l'iléon.

Selon la forme et la disposition de ces adhésions, l'intestin peut subir des déformations très-variables ; lorsqu'il est retenu à la face profonde du sac par une bride ou une lame celluleuse assez longue, il peut encore se déplacer et les fonctions s'exécutent sans grand trouble. Mais sous l'influence de causes diverses, après une réduction difficile, après la sortie d'une nouvelle partie d'intestin, cette bride peut exercer une traction sur l'anse qu'elle retient et l'obliger à décrire non plus une courbe régulière mais les deux côtés d'un angle aigu. Nous avons aussi déjà parlé des adhérences en V.

Cette déformation peut être plus grande encore dans le

cas d'adhérences serrées et limitées, on peut trouver l'anse intestinale engainée comme par un anneau fibreux qui, se rétractant de plus en plus, va effacer peu à peu le calibre de l'intestin.

Au niveau de l'angle rentrant formé par les deux branches de l'anse adhérente ainsi coudée, il se produit un pli saillant à l'intérieur de la cavité intestinale, constituant une sorte d'éperon, de valvule qui vient s'appuyer sur la paroi opposée et sépare complètement l'anse en deux segments indépendants, en deux cavités isolées.

Ce mécanisme avait été très bien vu par Arnaud, A. Cooper, Scarpa. Celui-ci avait même cherché à expliquer l'étranglement ordinaire au niveau du collet par la coudure de l'intestin sur le rebord de l'orifice.

La déformation peut tenir à une autre cause peu connue, que Richter signale. « Il s'accumule quelquefois, dit-il, de l'eau dans la cavité du sac de ces hernies adhérentes ; si le col du sac est fermé de manière que cette humeur ne puisse passer dans le ventre, elle devient quelquefois si abondante qu'elle cause des douleurs et d'autres accidents redoutables qui forcent le chirurgien à faire une ouverture pour l'évacuer. »

Les adhérences peuvent limiter dans le sac des cavités, des loges qui se remplissent soit de sérosité, soit de pus, et ces collections, dont une partie des parois est formée par l'intestin même, peuvent acquérir une tension telle que cet intestin est repoussé, comprimé, obturé ; et dans quelques cas de ce genre il a suffi d'ouvrir la collection, de donner issue au liquide, pour voir cesser aussitôt et sans autre raison, tous les phénomènes d'étranglement pour lesquels on se disposait à pratiquer un débridement inutile (Observ. XXXI, XXXII, XXXVI).

Les parois intestinales peuvent être profondément altérées ; non seulement la séreuse présente à sa surface des adhérences anciennes, mais les autres tuniques sont modifiées dans leur structure, soit par le fait d'exsudats interstitiels qui en augmentent l'épaisseur, soit au contraire par la résorption de ces produits inflammatoires et par la rétraction consécutive.

Lorsqu'on examine le contenu d'une grosse hernie ayant présenté des accidents de longue durée, de huit, dix, quinze jours et même plus, les lésions de l'intestin sont celles qu'on a désignées sous le nom de péritonite herniaire, bien qu'il n'y ait pas que la séreuse d'intéressée, c'est même la partie la moins importante; les autres tuniques, surtout la muqueuse, présentent des lésions plus profondes et plus graves ; d'abord c'est une congestion intense soit de toute l'anse herniée, soit souvent d'une partie seulement, du côté du bout supérieur ; cette congestion double, triple le volume des parties qui se trouvent à l'étroit dans le sac. Et cette congestion n'est pas limitée par un sillon circulaire au niveau du pédicule comme dans l'étranglement vrai par le collet ou l'anneau, on la retrouve jusqu'à une certaine hauteur sur le bout supérieur de l'intestin dans la cavité abdominale.

Cette congestion détermine peu à peu une sorte d'œdème des parois intestinales, la muqueuse est rouge, boursouflée, ses valvules conniventes forment de gros replis dans l'intestin grêle ; il se fait des ruptures vasculaires intra-pariétales, des érosions, des ulcérations et même des perforations, que l'on retrouve à un niveau assez haut dans le bout supérieur tandis que le bout inférieur indemne est plutôt affaissé avec des parois minces et anémiées (Obs. LX).

Quand une grosse hernie a subi à diverses reprises des

accidents violents, prolongés, à chaque accès les tuniques intestinales ont subi, elles aussi, des atteintes dans leur nutrition; et de même que la séreuse conserve à sa surface des traces indélébiles de ces troubles nutritifs sous forme d'adhérences ou d'épaississements, sortes de plaques laiteuses, de même les tuniques profondes sont détériorées ; les éléments plastiques que nous avons vus épanchés dans leur épaisseur, subissent ensuite une résorption lente qui transforme la paroi intestinale en une sorte de tissu de nature cicatricielle : d'où une rétraction progressive, déformant par elle-même le calibre de l'intestin (Obs. LXIII).

Il y a longtemps déjà que Ritsch, en 1768, signalait la formation d'un rétrécissement fibreux de l'intestin au niveau du pédicule d'une vieille hernie, sous l'influence de l'irritation qu'il y avait subi.

Scarpa dit aussi qu'il n'est pas rare de voir, dans une telle hernie, l'intestin présenter une sorte de collet ou de rainure circulaire plus ou moins profonde, qui a été produite graduellement. Il conservait un côlon, tellement rétréci, dans l'endroit correspondant au col herniaire, qu'il pouvait à peine admettre le doigt.

Enfin Guignard, dans sa thèse, montra que cette lésion n'était pas exceptionnelle, il en cite des exemples rapportés par Pelletan, Cruveilhier, Boyer, Maunoury ; et l'on trouve dans ces auteurs des faits où le rétrécissement ne portait pas au niveau du pédicule de la hernie mais sur la longueur de l'anse herniée.

Ainsi Marjolin dit que l'intestin hernié s'épaissit, devient squirrheux, sa cavité s'oblitère presque complètement ; il ne faut pas confondre, ajoute-t-il, cet espèce de rétrécissement avec celui qu'on a observé souvent au niveau de l'anneau.

Enfin Rigal et Cruveilhier rapportent des cas d'oblitération de l'intestin par l'adhésion des parois elles-mêmes.

Au-dessus de ces rétrécissements, non seulement le calibre de l'intestin est augmenté, surtout quand les accidents ont été fréquents et répétés, mais la tunique musculaire a été trouvée notablement hypertrophiée; la partie supérieure du tube intestinal avait lutté depuis un certain temps pour faire franchir les matières à travers cet obstacle, il s'était fait une hypertrophie compensatrice du muscle intestinal tout à fait comparable aux hypertrophies des autres muscles creux tels que le cœur, ou la vessie.

Il nous faut aussi parler de quelques dispositions spéciales aux hernies adhérentes du gros intestin ; on observe quelquefois un développement considérable des appendices épiploïques qui sont presque toujours adhérents alors ; tous ces prolongements de la séreuse deviennent volumineux par un dépôt abondant de tissu adipeux; quelques-uns arrivent à former de véritables tumeurs, sortes de lipomes pesants qui pendent attachés par un pédicule quelquefois assez large au bord libre de l'intestin et l'entraînent jusqu'au fond du sac ordinairement alors très-allongé, et peuvent déterminer ainsi la formation d'un coude brusque, angulaire, qui, par le même mécanisme dont nous avons déjà parlé, ferme complètement la cavité intestinale (Observ. XLIV).

Dans d'autres cas, ces appendices végètent, forment des prolongements multiples analogues aux franges des synoviales ; ce sont ces prolongements qui, dans les grosses hernies, constituent les moyens d'union les plus complexes et les plus solides à la fois entre les anses intestinales et la face profonde du sac ; et lorsque l'épiploon lui aussi fait partie de ces adhérences, on se trouve en face d'une tumeur volumi-

neuse formée d'anses intestinales soudées à des masses lipomateuses dures et résistantes, entremêlées d'écheveaux de
tissu cellulaire infiltré de sérosité, quelquefois de pus : la
libération de l'intestin est d'une difficulté énorme, exige et
une patience extrême, et une habileté bien grande. Mais il
faut bien le dire, c'est surtout affaire d'expérience, et les
difficultés qui paraissent insurmontables dans les premières
opérations, deviennent relativement assez simples pour les
chirurgiens pratiquant fréquemment la cure radicale.

CHAPITRE II

NATURE ET MÉCANISME
DES ACCIDENTS DES HERNIES ADHÉRENTES

C'est encore sous le nom de péritonite herniaire que la plupart des auteurs classiques décrivent les accidents des hernies anciennes, et c'est à défaut d'une meilleure interprétation que la doctrine du pseudo-étranglement de Malgaigne leur sert à expliquer l'origine de ces complications, à en faire le diagnostic, et à préconiser l'abstention dans le plus grand nombre des cas.

Mais tout ce qui a été écrit sur ce sujet est empreint de l'incertitude et de l'hésitation les plus manifestes.

La thérapeutique devant être différente pour l'étranglement et pour la péritonite herniaire, on s'évertue à trouver des caractères nets pouvant servir à les différencier dans tous les cas, et à la fin de cette tâche on ne fait que constater l'impuissance auprès du malade. Il faut bien avouer que, en clinique, l'on procède souvent d'une façon toute irrégulière devant une hernie ancienne qui est le siège d'accidents; les phénomènes ne sont pas pressants, l'abstention est encore de règle, et pour la légitimer on admet, au moins temporairement, une simple péritonite herniaire.

Il ne faut pas se laisser aller à croire, sur la foi des anciens, que ce titre répond à une réalité. Non, celui qui l'adopte est prêt à le changer selon la marche des accidents.

Gosselin ne croyait pas à l'étranglement dans les hernies adhérentes et cependant il soupçonnait qu'il y avait autre chose que l'inflammation ; faute de documents, il gardait néanmoins la doctrine de Malgaigne.

Depuis cette époque, l'observation a complété, du moins en grande partie, cette lacune ; et grâce à ces nouveaux matériaux on peut chercher à se faire une idée plus exacte de la nature des complications qui peuvent survenir dans cette variété de hernies.

D'abord parmi les causes admises par les anciens, il en est deux dont il nous sera facile de montrer l'insuffisance, car leur procès a été fait déjà bien souvent : ce sont l'engouement et l'inflammation.

Puis nous étudierons l'étranglement dont M. Bourguet, d'Aix, a nettement établi la possibilité en 1880, et dont nous avons réuni plusieurs exemples nouveaux.

Enfin, comme nous l'avons dit au début, ne peut-on considérer ces tumeurs volumineuses comme une cavité abdominale secondaire, dépendance importante de la grande cavité péritonéale ? Quelques faits d'occlusion intestinale ont été signalés dans ces hernies ; toutes les conditions les plus favorables se retrouvent dans ces tumeurs : nous montrerons qu'on peut y observer toutes les variétés de causes de l'occlusion.

1° *Engouement.* — On sait que, avant Franco, toute difficulté de réduction d'une hernie, accompagnée d'accidents, était considérée comme due à un amas de matières dans l'anse intestinale herniée. Franco en ouvrant les hernies n'y trouva point les matières dures qu'on y supposait ; il attribua alors l'engouement à des *flatuositez et autres choses venteuses.*

Plus tard, l'engouement qui, pendant une longue période, avait fait place à l'étranglement, fut réhabilité par Goursaud et Richter pour expliquer les accidents des hernies à larges anneaux.

Mais Malgaigne survint, et s'appuyant sur des recherches anatomiques et cliniques il montra que l'engouement n'existait pas en tant que cause primitive des accidents.

Les observations de hernies obstruées par des matières intestinales solides sont exceptionnelles, et très-peu explicites. Dans ces faits, les matières ne sont pas par elles-mêmes la cause de l'obstruction, les changements de forme et de direction de l'intestin jouent le principal rôle.

On objecte toujours les corps étrangers qui ont déterminé des accidents inflammatoires en s'arrêtant dans une hernie. Mais est-ce là ce qu'on entendait par engouement? Ce ne sont même pas des faits d'obstruction intestinale bien caractérisés. Des corps irréguliers ont pu cheminer tant que le calibre de l'intestin était normal, ils viennent s'échouer sur une courbure trop rapide ou une déformation angulaire déterminée par l'adhérence d'une anse enfermée dans une cavité très limitée, et les accidents qu'ils ont alors occasionnés se terminent le plus souvent par un abcès stercoral leur donnant issue.

Autant dire que dans toute occlusion intestinale et même dans l'étranglement il y a engouement : ce serait revenir d'un siècle en arrière.

L'engouement, en tant que cause primitive des accidents, *n'existe pas* : « ce n'est qu'une supposition, une abstraction théorique » avait déjà dit Brasdor, « un être de raison » dit Malgaigne. Aussi concluerons-nous avec Gosselin qu'il

n'y a pas lieu de décrire l'engouement : c'est un mot à faire
disparaître du langage chirurgical.

2° *Inflammation*. — La théorie de l'engouement avait
subi de la part de Malgaigne de si violentes attaques qu'elle
ne devait pas se relever ; elle avait fait place alors à la doctrine de la péritonite herniaire, magistralement exposée par
Broca. Mais vingt ans s'étaient à peine écoulés, que Gosselin
soumettait celle-ci à une argumentation aussi serrée que celle
de Malgaigne l'avait été pour l'engouement.

Gosselin pose cette simple question : Existe-t-il des hernies
rendues irréductibles par l'inflammation? et il cherche dans
les travaux de Malgaigne et de Broca une démonstration de
l'inflammation pure sans étranglement ; il se trouve en
présence d'une assertion, d'une interprétation mais non
d'une démonstration appuyée sur des preuves tirées soit de
l'anatomie soit de la clinique ; Broca lui-même, en effet,
déclare que le diagnostic didactique entre l'inflammation et
l'étranglement est impossible, il n'a pu trouver un nombre
de faits suffisants pour l'établir.

Et maintenant si l'on se demande pourquoi cette réaction
de Gosselin contre la péritonite herniaire, on voit que ce
n'est point pour établir une nouvelle doctrine sur des preuves qu'il réclamait pour la péritonite ; cette argumentation est destinée à faire changer la thérapeutique : « Que
m'importe la théorie, dit-il, pourvu que la thérapeutique
soit bonne ». Il fit faire en effet à celle-ci un pas immense :
comme l'expérience lui a démontré que le meilleur et le
plus sûr traitement de ces hernies, dites enflammées, con-
sistait à les réduire le plus vite possible, et comme cette
conduite est invinciblement attachée au mot étranglement,

il rejette l'idée d'inflammation, de péritonite herniaire,
qui entraîne au contraire celle de temporisation.

Mais, dans cette sorte d'affranchissement du chirurgien,
Gosselin fait une exception, une catégorie à part des entéro-
épiplocèles adhérentes ; celles-ci, il les abandonne à
Malgaigne et à sa doctrine; ne voulant point les réduire
quand même, il admet pour elles la péritonite herniaire sans
plus de preuves qu'il n'en avait trouvé pour les autres hernies.

Bien plus, il l'admet quand il vient d'argumenter une observation telle que l'observation XV du mémoire de Malgaigne,
qui porte le titre : *Entérocèle énorme simulant un étranglement ; mort.* Une ancienne hernie volumineuse, logée
dans un vaste suspensoir, présenta des accidents graves, tels
que vomissements fécaloïdes ; néanmoins on pratiqua l'abstention, et l'autopsie ; dans le sac on trouva une anse d'intestin grêle et le cœcum formant une masse ramassée en
bloc par des adhérences, sans aucun étranglement par l'anneau. A la suite de ce cas, Gosselin fait quelques remarques
de l'importance la plus grande : « sans doute, dit-il, il exis-
« tait de la péritonite herniaire, mais n'existait-il que
« cela? Est-ce que la fusion des intestins entre eux dans
« l'intérieur du sac n'a pas pu amener quelque chose d'ana-
« logue au volvulus? Ainsi se trouveraient expliqués l'ab-
« sence de garde-robes et les vomissements fécaloïdes ».

Mais il s'arrête là et ne développe pas cette idée qui contient en germe l'explication de toute une série d'accidents
de ces hernies adhérentes.

De même que son maître, M. Richelot, dans sa thèse
inaugurale sur la Péritonite herniaire, combat énergiquement la doctrine du pseudo-étranglement, et veut voir dans

la plupart des observations de Malgaigne des faits d'étranglement peu serré ; mais il accepte, lui aussi, la péritonite comme cause des accidents des hernies adhérentes, pour lesquels on pratiquera encore la temporisation. Ainsi ces hernies forment toujours une classe à part, dernier quartier où se retranche la doctrine de l'inflammation.

L'inflammation existe, personne ne peut la nier ; on en retrouve les preuves, à une époque plus ou moins éloignée dans les adhérences vraies, et au moment même des accidents dans les caractères de l'intestin, de l'épiploon, et du sac.

Mais si elle existe, quel est son rôle dans ces accidents des hernies adhérentes anciennes, mal contenues, ou abandonnées à elles-mêmes depuis longtemps? Dans ce cas l'organisation du collet est entravée dans son évolution par la présence d'un pédicule volumineux, il ne peut se fermer, il est large. Dans une telle hernie il ne peut y avoir d'agent de constriction au niveau de l'orifice herniaire, et l'étranglement consécutif, décrit par Broca avec une clarté qui ne saurait être dépassée, ne peut être invoqué ici pour expliquer l'apparition des accidents ; et alors ce serait l'élément inflammatoire qui constituerait à lui seul presque toute la maladie : c'est la hernie enflammée. Mais comment ? Par quel mécanisme l'inflammation détermine-t-elle ces accidents?

Quand tous les symptômes se surajoutant successivement arrivent lentement à reconstituer tous les caractères de la hernie étranglée, jusqu'aux vomissements fécaloïdes et l'état général alarmant, peut-on accepter cette simple explication : hernie enflammée, et cela parce qu'il n'y a pas de collet, parce que l'agent de constriction ordinaire fait défaut?

Devant de tels symptômes, l'idée qui s'impose est celle d'un obstacle mécanique au cours des matières; obstacle dont l'effet est lent à se produire, aussi lent que cela peut se voir dans le cas de cancer de l'intestin dans la cavité abdominale ; mais l'obstacle n'en existe pas moins, et l'inflammation est incapable par elle seule de provoquer de tels accidents.

Et pour quels cas admet-on encore l'inflammation? Pour les hernies adhérentes, c'est-à-dire pour des hernies où se trouvent réunies des causes multiples d'occlusion intestinale. Ces causes sont là depuis un temps plus ou moins long, prêtes à entrer en jeu sous l'influence d'une cause occasionnelle et dans ce cas ce sont elles qui joueront le rôle principal.

La cause occasionnelle secondaire est variable; ce peut-être une simple congestion ou l'inflammation : l'intestin, en effet, est bridé, tiraillé, par des tractus fibreux, ou bien il est immobilisé, enserré, engainé par des adhésions intimes qui le fusionnent avec les parois du sac ; il reste ainsi pendant un temps plus ou moins long sans accidents, les fonctions digestives se font tant bien que mal avec quelques douleurs, quelques nausées passagères, mais un jour, sous l'influence d'un traumatisme, d'un repas trop abondant, d'une indigestion, il se fait une congestion violente qui vient augmenter l'épaisseur des parois intestinales par un afflux sanguin abondant; le développement excentrique de l'intestin est entravé par une adhérence, et ne peut se faire qu'aux dépens de la cavité intestinale même qui se trouve rétrécie, obturée.

C'est, en somme, le mécanisme décrit par Broca pour expliquer l'étranglement consécutif, et comme le dit cet auteur, dans ce dernier cas c'est l'idée d'étranglement qui dominera et déterminera l'action du chirurgien ; de même, dans le cas que nous avons envisagé, c'est l'idée d'occlusion intestinale par obstacle mécanique qui doit dominer et entraîner une intervention active.

3° *Etranglement.* — Les complications des hernies adhérentes formaient une bonne partie des hernies enflammées de Malgaigne : hernies non contenues, collet large, ces conditions semblent en effet mettre ces tumeurs à l'abri de tout étranglement de leur pédicule.

Dans la plupart de ces cas, devant l'inefficacité du taxis, Gosselin voulait que l'on n'admît l'étranglement qu'après l'échec des purgatifs d'exploration, ou l'apparition de symptômes graves ; car il déclare n'avoir jamais observé d'étranglement dans une hernie de cette variété, ou plutôt dans les quatre cas de ce genre qu'il a traités il n'a pas cru à un étranglement, il n'a pas opéré et les malades ont guéri : mais la conclusion n'est pas nécessairement telle que la donne Gosselin.

Il lui était facile de rejeter une grande partie des observations des anciens auteurs puisqu'à cette époque toutes les hernies compliquées d'accidents portaient le titre de hernies étranglées ; cependant il y en avait d'incontestablement étranglées.

M. Le Dentu, en 1873, dans le Dictionnaire de médecine et chirurgie pratiques, signale un cas d'étranglement vrai survenu dans une hernie adhérente.

M. Bourguet, d'Aix, dans un Mémoire présenté à la Société de chirurgie, en 1880, reprenait complètement cette question en commentant les observations antérieures, et en y joignant de nouveaux faits ; il établissait que l'étranglement était possible dans ces hernies, et de plus il cherchait à en donner les éléments du diagnostic.

Enfin notre ami Barette, dans sa thèse inaugurale, rapportait encore de nouveaux exemples de cette complication dans les hernies adhérentes.

Le plus souvent l'étranglement vrai se produit dans des tumeurs encore peu volumineuses ; avant l'apparition des accidents l'intestin hernié était resté pendant une période plus ou moins longue sans éprouver de constriction, les matières intestinales y circulaient assez facilement pour qu'il n'y eût pas de troubles graves dans les fonctions digestives ; or il n'est pas admissible que ce soit le tissu fibreux de l'anneau ou du collet qui se soit subitement rétréci, rétracté de façon à serrer le pédicule, car il ne peut être question de l'étranglement spasmodique de Richter. Le mécanisme de l'étranglement consécutif, tel que l'a décrit Broca est beaucoup plus acceptable, et rend très-bien compte de la marche des phénomènes.

Sous l'influence de l'une des nombreuses causes de l'inflammation si longuement étudiées par les auteurs, l'intestin, avec l'épiploon, se congestionne, augmente de diamètre par épaississement de ses parois, et vient comme l'a dit Broca, se serrer lui-même sur les bords de l'anneau, ou du collet s'il y en a un.

Dans les grosses tumeurs à pédicule large, l'étranglement pourrait, d'après certains auteurs se produire par un autre mécanisme. Une nouvelle partie, soit une anse intestinale, soit l'épiploon, vient pendant un effort s'engager dans l'orifice herniaire, et ce surcroît de volume, rend cet orifice relativement trop étroit, l'étranglement primitif s'établit dans ce cas.

4° Occlusion intestinale herniaire. —Les accidents dont il
nous reste à parler sont décrits par les auteurs sous le titre
de pseudo-étranglements, à la suite de l'engouement et de
la péritonite herniaire.

L'étude que nous venons de faire de ces deux interpré-
tations nous a conduit à nier complètement l'une et à ne
faire jouer qu'un rôle secondaire à l'autre, l'inflammation
s'effaçant pour ainsi dire devant l'importance d'une autre
cause préexistante et plus directe des phénomènes observés.

Nous n'avons point gardé le nom de pseudo-étranglement
pour deux raisons : d'abord pour qu'il ne reste aucune con-
fusion possible avec les doctrines anciennes, et ensuite parce
que réellement dans ces tumeurs ordinairement volumineuses
on retrouve à peu près toutes les mêmes dispositions, les
mêmes causes que l'on étudie en pathologie abdominale sous
le nom commun d'occlusion intestinale ; les phénomènes
morbides sont les mêmes, il n'y a que le siège de la lésion
qui diffère, et dans les matériaux que nous avons réunis
pour ce travail, nous avons pu retrouver des exemples de
presque toutes les causes d'occlusion intestinale.

Parmi ces causes, quelques-unes ont été déjà décrites et
sont admises par la plupart des auteurs ; d'autres, au contraire,
sont à peine signalées parmi les pseudo-étranglements ; elles
méritent cependant d'être plus longuement étudiées, car
elles jouent, suivant nous, un rôle capital dans le mécanisme
des accidents dont nous nous occupons ; dans ces cas, en effet,
c'est sur l'anse herniée, au niveau même de son adhérence,
que se trouve le siège de l'occlusion.

Pour étudier avec ordre ces différentes causes, nous leur
appliquerons la classification si complète que M. Peyrot en
a établie, en modifiant toutefois l'ordre qu'il a suivi, de façon

à étudier en dernier lieu les occlusions dépendant de l'action directe des adhérences.

Nous les décrirons donc dans l'ordre suivant :

α. Obturation par corps étranger dans la cavité.

β. Rétrécissements { cicatriciel. / néoplasique.

γ. Compression par { Brides voisines. / Orifices accidentels. / Tumeurs voisines.

δ. Vices de position { Invagination. / Réduction en masse. / Immobilisation par adhérences étendues. / Coudures.

α. *Obturation par corps étranger.*—Nous avons déjà parlé de ces faits à propos de l'engouement ; d'abord ils sont très-rares, et la production des accidents dépend beaucoup plus de la situation et du changement de forme de l'intestin que du corps étranger lui-même, qui a pu parcourir une longueur quelquefois assez grande du tube intestinal sans s'arrêter et sans causer d'accidents, avant de venir s'échouer dans la hernie ; on conçoit d'ailleurs facilement qu'une anse intestinale ayant perdu une partie de sa contractilité et de sa mobilité par des adhérences, se débarrasse moins facilement d'un corps irrégulier (Obs. LXVII).

β. *Rétrécissements.*—Nous ne ferons que rappeler le rétrécissement *passager,* de nature spasmodique que certains auteurs ont décrit, mais qui est tout à fait hypothétique comme cause d'occlusion intestinale.

Le rétrécissement *permanent* a une importance beaucoup plus grande ; nous avons étudié, à propos de l'anatomie
pathologique les conditions de sa formation et le mécanisme
d'après lequel il se produisait par une altération profonde
dans la structure des parois intestinales, qu'il siège au niveau
de l'anneau ou dans le corps de la hernie au niveau d'une
adhérence (Obs. LXIV, LXV, LV, LXIII). Le mode d'action
des rétrécissements de l'intestin sur les fonctions digestives
est trop connu, pour qu'il soit nécessaire d'y insister ici ; et
dans l'étude des symptômes nous retrouverons une description semblable à celle des accidents qu'on observe dans
tout rétrécissement fibreux ou néoplasique de l'intestin, du
rectum par exemple.

Nous citons un cas remarquable de rétrécissement cancéreux développé dans une vieille hernie (Obs. LXVI) ; cette
variété est exceptionnelle.

γ. *Compression par brides, orifices accidentels, ou tumeurs
voisines.* — Les hernies adhérentes présentent, réunies au
plus haut degré, les conditions favorables à la réalisation de
l'occlusion intestinale : que ce soit une adhérence qui sous
forme de bride fibreuse comprime une anse voisine (Obs.
XXX, XXXIV, XXXVII, LXV), ou que ce soit l'épiploon adhérent et présentant un ou plusieurs orifices dans lesquels
vient s'engager une anse herniée (Obs. XXXIII), il se produit un véritable étranglement interne dans une hernie.

Dans cette classe rentrent certains faits où l'on a trouvé des
collections séreuses ou purulentes dans le sac herniaire,
limitées en partie par l'intestin, en partie par ses adhérences
et le sac, et présentant une tension assez grande pour com-
primer la cavité intestinale et l'oblitérer (Obs. XXXI,
XXXII, XXXVI).

δ. *Vices de position*.— Cette classe est de beaucoup la plus importante ; elle comprend quelques dispositions anormales assez rares, qui méritent cependant d'être signalées ; mais elle comprend surtout les déformations de l'intestin sous l'influence de ses adhérences ; cette variété est absolument spéciale aux hernies adhérentes, et dans l'étude de ces faits, nous trouverons une nouvelle interprétation des accidents, interprétation que n'ont pu nous fournir ni l'étranglement ni l'inflammation.

Nous devons d'abord mentionner l'invagination, accident que J. Cloquet a longuement étudié, et qui a pu se produire grâce à la présence d'adhérences au niveau du collet du sac, et étendues à peu près à tout son contour. Les tentatives de taxis, refoulant l'intestin hernié vers le collet n'avaient pour effet que d'engager peu à peu la partie inférieure dans celle qui était unie au collet, et il se produisait une véritable invagination avec tous les accidents qui en sont la conséquence.

Un autre accident qui peut suivre les tentatives de réduction d'une hernie adhérente, c'est la réduction en masse. Lorsque cette manœuvre est pratiquée pour faire cesser des accidents d'étranglement, on conçoit bien que ceux-ci n'en continuent pas moins.

La dernière variété mérite une étude beaucoup plus longue car elle est encore mal connue et elle comprend, selon nous, un grand nombre des accidents des hernies adhérentes.

Dans les anciens auteurs on trouve signalée cette disposition vicieuse de l'anse intestinale dont les deux branches unies intimement entre elles forment au fond du sac un angle aigu, une coudure obturant la cavité de l'intestin : Arnaud recommande bien de ne point réduire l'intestin en cette situation, et A. Cooper cite un cas de mort par cette cause (Obs. LI, LII, LVIII *bis*).

En 1871, M. Trélat rapporta à la Société de chirurgie deux faits (Obs. XXXIX, XL) dans lesquels il avait trouvé réunies toutes les conditions des hernies enflammées : hernies anciennes, longue durée des accidents; il avait dû néanmoins en venir à l'opération pour sauver les malades. Les accidents s'étaient lentement aggravés, enfin leur intensité devait faire admettre un étranglement. L'ouverture du sac montra que ni l'anneau ni le collet n'étaient serrés, que l'intestin ne présentait ni une constriction marquée, ni une violente inflammation, mais bien des adhérences déterminant des déformations de ses parois.

M. Trélat déclara que ni l'étranglement ni l'inflammation n'étaient admissibles comme causes des accidents, et ne pouvaient à eux seuls expliquer les symptômes graves qui l'avaient forcé à intervenir, mais que c'était bien la déformation, qu'avait subi l'intestin, qui avait déterminé une véritable occlusion intestinale dans la hernie.

M. Labbé accepta cette interprétation, il donna même la preuve de son exactitude par une pièce anatomique sur laquelle on pouvait constater qu'une adhérence de l'anse herniée avait produit par une coudure brusque de l'intestin tous les phénomènes de l'étranglement herniaire.

Il est surprenant qu'une telle donnée dans le mécanisme des accidents des hernies anciennes ait été si longtemps méconnue, quand des travaux d'une grande importance avaient été publiés sur un sujet absolument identique, sur l'étranglement interne déterminé par des adhérences produisant des coudures brusques de l'intestin dans la cavité abdominale.

La réalité de cette cause d'occlusion était établie et reconnue depuis le mémoire de Cossy en 1856, et surtout depuis
celui de Besnier en 1860.

Les mêmes conditions se retrouvaient et à un plus haut
degré encore dans les hernies adhérentes, et cependant elles
étaient complètement passées sous silence : l'idée d'inflammation suffisait toujours à satisfaire les esprits, puisqu'on ne
voulait pas intervenir.

En 1874 un nouveau fait semblable se présenta à M. Trélat, et Mougeot en fit le point de départ de sa dissertation
inaugurale. Mais pressé par le temps, Mougeot ne fit que
reproduire les trois observations et les réflexions de son maître, en y joignant un quatrième cas ; ce travail fait à la hâte
n'eut point toute l'importance que méritait cette question ;
ces faits restèrent isolés et furent regardés comme excep-
tionnels, tandis qu'une revision et une critique sérieuses
des observations anciennes pouvaient y montrer des faits
multiples absolument semblables, mais mal interprétés.

Aussi bien, encore dans ces dernières années, voyons-nous
des cliniciens, de la plus haute valeur, rester à court d'explication devant la terminaison fatale d'accidents survenus
dans de vieilles hernies adhérentes, où ils ne retrouvaient ni
étranglement, ni inflammation pour justifier soit l'opération,
soit la temporisation (Obs. XLIII).

Les idées énoncées par Mougeot inspirèrent quelques considérations sur ce sujet à M. Nicaise qui publia la même
année, dans la Gazette médicale de Paris, un article sur le
rôle des adhérences dans les phénomènes d'étranglement
herniaire. L'importance doctrinale de cet article devait être
d'autant plus grande que son auteur avait acquis une certaine autorité dans la question par l'étude qu'il fit des adhé-

rences, à propos des lésions de l'intestin hernié, dans sa thèse en 1866.

Mais bien que dans cette thèse, il eut signalé plusieurs faits d'obstruction intestinale par coudure brusque sous l'influence d'adhérences serrées de l'intestin, M. Nicaise acceptait encore en 1874 la doctrine de l'inflammation pour ces cas spéciaux, comme M. Gosselin, son ancien maître, l'avait acceptée.

Pour lui, les adhérences gênent les mouvements de l'intestin, elles empêchent la réduction, elles peuvent favoriser le développement de symptômes graves, si quelque complication intervient, mais enfin elles ne sont pas par elles-mêmes la cause des phénomènes d'étranglement : c'est donc un rôle tout à fait secondaire qu'il leur fait jouer.

Cette interprétation ne saurait être acceptée, et pour le montrer nous n'avons qu'à reprendre rapidement l'étude qui a été faite des cas semblables, observés dans la cavité abdominale.

Quelles sont les conditions que les différents auteurs ont invoquées dans ces faits pour expliquer les symptômes de l'occlusion intestinale ?

On fait entrer en jeu deux ordres de causes :

1° *Causes mécaniques.* — Gêne au cours des matières soit par coudure brusque, soit par fixation, immobilisation d'une longueur plus ou moins grande de l'intestin.

2° *Causes dynamiques.* — Troubles de contractilité, spasme ou paralysie.

Parmi les causes mécaniques, le rôle des adhérences peiviennes dans la production de l'occlusion intestinale a été nettement établi par Cossy qui a bien montré que ces adhérences déterminaient une coudure angulaire de l'intestin, et qu'à ce niveau il se formait dans la concavité de ce pli une sorte d'éperon valvulaire fermant complètement la cavité intestinale d'où un arrêt absolu des matières en ce point.

Ce mécanisme a été entièrement accepté par E. Besnier ; et depuis l'on a donné bien des fois comme preuve le fait d'un tube à parois élastiques parcouru par un liquide; le courant est complètement interrompu dès qu'il se produit un coude angulaire sur la continuité du tube.

D'ailleurs ce phénomène peut être observé sur l'intestin même, à l'amphithéâtre; si l'on ouvre l'iléon, encore en place, près de son origine, et si on le lie sur une canule en communication avec un robinet, lorsqu'on laisse pénétrer le liquide avec une certaine rapidité, on le voit qui déplace au-devant de lui les plis que forment les anses intestinales en se contournant dans l'abdomen ; il repousse ces plis, et il s'avance dans le tube digestif, mais que l'on vienne à en immobiliser un par une traction exercée sur la convexité de l'anse à l'aide d'une pince, le passage du liquide est intercepté plus ou moins complètement, quelquefois si complètement que le liquide continuant à arriver avec une certaine pression, l'intestin se distend au-dessus de l'obstacle, une rupture ne tarde pas à se faire.

Un autre point bien mis en lumière par Cossy, c'est que les adhérences étendues qui immobilisent, mais sans déterminer d'inflexion, une longueur assez grande du tube intestinal, ne produisent point des effets d'occlusion comme le fait une adhésion limitée à un point.

Nous avons montré à propos de l'anatomie pathologique que l'on peut retrouver, et fréquemment, dans les hernies adhérentes, des dispositions absolument semblables : adhérences limitées produisant une coudure, ou immobilisation plus ou moins étendue.

Dans les cas de flexion, de plicature, le même phénomène d'occlusion se produira comme dans la cavité abdominale par la formation d'une sorte de valvule; mais l'union, la fusion étendue d'une anse intestinale avec le sac herniaire constitue une disposition différente de celle que l'on trouve dans la cavité abdominale, où la partie adhérente peut rester rectiligne ou conserver une courbure à grand rayon; tandis que dans une cavité limitée comme l'est un sac herniaire, la courbe que doit décrire l'intestin est nécessairement plus rapide.

Dans l'abdomen les segments supérieurs de l'intestin pourront faire cheminer par la vis à tergo, les liquides digestifs dans le segment immobilisé, et le mouvement s'opérera assez facilement, tandis que cette action se fera sentir moins énergiquement dans une anse dont les deux branches sont très-rapprochées.

Quant aux causes dynamiques, nous ne leur consacrerons pas de nombreuses considérations. On a écrit de longues pages pour dire que l'intestin se contractait ou se paralysait dans l'occlusion intestinale. Que la contraction de l'intestin soit exagérée puis diminuée dans ces faits d'occlusion, il n'y a là rien d'extraordinaire, ces perturbations s'observent aussi bien dans l'étranglement le mieux caractérisé; mais de là à faire de ces troubles de contractilité la cause première et unique de l'occlusion elle-même, il y a une certaine distance.

Si nous en parlons ici, c'est que Mougeot a fait intervenir cet ordre de phénomènes pour expliquer les accidents des hernies adhérentes.

Nous ne pouvons insister sur cette théorie de l'occlusion intestinale. Que l'on admette que ce spasme ou cette paralysie soient déterminés par la présence d'unelésion, ou bien qu'ils soient primitifs et constituent à eux seuls la cause de tous les phénomènes, dans ces deux hypothèses, il faut bien le dire, la lecture des faits, invoqués pour établir la réalité de ces pseudo-étranglements de Henrot, est loin d'entraîner la conviction, et l'on ne peut y voir qu'une interprétation fausse de faits mal observés dont on a déduit une thérapeutique presque toujours déplorable.

Que penser de ce diagnostic : paralysie intestinale, pour des faits dans lesquels on note : coliques atroces, vomissements incessants, souvent fécaloïdes, et même mouvements des anses intestinales se dessinant sous la paroi abdominale ? Et l'on concluait à la paralysie intestinale, et l'on donnait de la strychnine !

Ces troubles de contractilité, ces perversions des mouvements péristaltiques ou antipéristaltiques, ne sont que la conséquence d'un obstacle mécanique, d'une disposition anormale s'opposant au libre passage des matières dans une partie du tube digestif; c'est ainsi que se manifeste la lutte de l'intestin contre cet obstacle, mais on ne peut accepter ces symptômes comme cause d'occlusion, quand ce ne sont que des épiphénomènes.

En étudiant les causes dynamiques, les auteurs ont laissé complètement de côté les troubles de vascularisation et de nutrition ; or, nous avons montré que dans une hernie adhérente, une congestion intense, une inflammation venant augmenter l'épaisseur des parois de l'intestin, le segment adhérent restant attaché, enserré par le tissu résistant de l'adhésion qui ne cède pas, son expansion est entravée, il

va se faire une déformation en rapport avec l'intensité de
l'afflux sanguin et le degré de stricture exercé par l'adhérence, déformation qui aura pour résultat la diminution
et même l'oblitération de la cavité intestinale.

Enfin, il faut tenir compte de la nature du tissu qui constitue les adhérences; nous avons vu que ce tissu est doué de
toutes les propriétés des cicatrices, il se fait donc un travail
de rétraction qui a pour effet inévitable de resserrer de plus
en plus l'anse intestinale, et à un moment, les matières qui
passaient assez librement à ce niveau, trouveront des difficultés de plus en plus grandes à franchir cet obstacle.

Dans tous ces cas que nous venons d'envisager, il y a un
obstacle qui arrête le cours des matières dans un point de
l'intestin : C'est là, le fait qui doit rester établi après cette
étude.

CHAPITRE III

Les accidents, qui ont leur point de départ dans les hernies adhérentes, présentent des différences très-grandes aussi bien au point de vue de leur intensité, de leur durée, que quant à leurs terminaisons : les causes sont multiples, les phénomènes sont aussi variables.

Ces variétés dans leurs formes permettent de décrire certains types assez nettement caractérisés qui répondent plus ordinairement à quelques-unes des causes que nous avons étudiées.

Mais entre ces types et les réunissant par degrés insensibles se trouvent des cas intermédiaires qui font de tous ces accidents une série continue dont les phénomènes les plus légers peuvent conduire lentement, progressivement jusqu'aux complications les plus graves. Dans plusieurs observations on peut suivre pas à pas cette marche qui commence par des symptômes si bénins que le malade y prête à peine attention ; une aggravation sourde, traînant pendant des jours, des semaines même, détermine des lésions locales de plus en plus graves, en même temps que les symptômes généraux deviennent peu à peu menaçants, et une terminaison fatale est devenue inévitable sans qu'on ait pu y croire alors qu'il était temps de la prévenir.

Cette marche est en quelque sorte spéciale aux anciennes hernies adhérentes volumineuses.

Dans d'autres cas, la marche est moins régulière, et les accidents, d'abord insidieux pendant quelques jours, prennent tout à coup des caractères de gravité qui ne laissent point d'illusion sur le danger.

Enfin le malade peut être surpris par les accidents aigus de l'étranglement vrai avec tout son cortège, débutant brusquement dans une hernie irréductible par adhérence depuis un certain temps.

Mais avant ces complications graves, nous décrirons d'abord ces symptômes légers, fugaces, plus ou moins fréquents, qui font de la hernie irréductible plutôt une cause d'infirmité qu'une véritable affection, car ces troubles disparaissent spontanément d'ordinaire, ne laissant que la crainte de leur retour dans l'esprit du malade, mais après avoir toutefois aggravé encore les désordres locaux.

ACCIDENTS LÉGERS

Depuis un temps ordinairement assez long, la hernie est restée dehors, augmentant peu à peu de volume, soit par incurie du malade, soit par impossibilité réelle de maintenir les parties herniées. A intervalles plus ou moins éloignés, quelquefois d'une façon presque continue, le malade éprouve dans la tumeur des tiraillements, des douleurs sourdes pendant la station debout et surtout pendant la marche, ou encore après les repas; tout effort est l'occasion de sensations très-pénibles de distension dans la hernie; l'alimentation a besoin d'être attentivement surveillée, car les fécu-

lents, les boissons abondantes sont bien vite reconnus par
le hernieux comme étant la cause fréquente de troubles
digestifs, de symptômes gastralgiques.

Mais à la suite de fatigues, d'un repas copieux, d'une
violence extérieure, les douleurs apparaissent un jour plus
intenses ; la tumeur, si elle était en partie réductible,
devient complètement irréductible, douloureuse à la pression, plus volumineuse ; quelques coliques se font sentir, et
s'accompagnent de nausées, et même de vomissements alimentaires ou bilieux ; le ventre se tend, les garde-robes
sont rares. Le malade se met au repos complet, applique
des cataplasmes sur sa tumeur, prend des bains, absorbe
quelques purgatifs, et tout rentre dans l'ordre ; les douleurs
disparaissent, les fonctions digestives reprennent tant bien
que mal leur cours, la tumeur reprend à peu près les caractères qu'elle avait : l'orage est dissipé.

Dans les premières années, la hernie adhérente, encore
peu volumineuse ne voit qu'à de longs intervalles se présenter ces menaces sérieuses ; mais à chaque attaque il se
fait une aggravation de ses lésions, elle augmente inévitablement de volume, tout bandage devient inapplicable,
les complications se réveillent plus fréquemment. Malgré
toutes ses précautions, ce hernieux se sent continuellement
menacé ; si la fortune lui permet de se mettre à l'abri des
causes occasionnelles de ces accidents, il ne peut plus néanmoins se livrer à ses occupations ordinaires ; et si un travail
violent est la condition de son existence, cette infirmité le
conduit peu à peu à la misère, à moins que les complications graves n'apparaissent et n'amènent une terminaison
fatale précoce.

ACCIDENTS GRAVES

Ces accidents présentent une marche très-variable. Dans certains cas on se trouve en présence de phénomènes d'étranglement, nous n'insisterons pas longuement sur cette forme que l'on peut appeler *forme aiguë* et qui correspond à l'étranglement vrai par l'anneau ou le collet, ou à certaines occlusions intestinales par brides ou orifices accidentels.

Les autres faits offrent un caractère commun qui les réunit, c'est la lenteur avec laquelle se déroulent les phénomènes morbides ; tantôt cette lenteur n'existe que dans une première période, la scène se terminant par l'apparition tardive d'accidents aigus ; tantôt cette marche persiste pendant toute la durée de la maladie, c'est-à-dire pendant dix, quinze, vingt-cinq jours même. On peut réunir ces cas sous le titre de *forme subaiguë, lente, ou chronique* qui correspond au terme d'obstruction intestinale en pathologie abdominale.

A. — *Forme aiguë.* — Ces phénomènes à marche rapide apparaissent surtout dans les tumeurs encore peu volumineuses qui ont été bien maintenues autrefois, ou qui le sont encore mais difficilement, inexactement, et laissent échapper l'intestin sous le bandage de temps en temps. Dans les tumeurs de ce genre, une partie en est ordinairement réductible et rentre avec gargouillement, mais il reste toujours dans le sac une masse d'épiploon, lobulée, pâteuse, souvent seule, quelquefois avec une portion du gros intestin.

Après quelques jours de troubles digestifs vagues, ou à la suite d'une cause occasionnelle, d'une contusion, d'un effort par exemple, la tumeur grossit, devient complètement irréductible ; le malade y ressent une douleur qui devient bientôt violente, soit au niveau du pédicule, soit dans la tumeur même ; les nausées ne tardent pas à se montrer ; les vomissements apparaissent et prennent successivement les caractères qu'ils présentent dans l'étranglement ordinaire, quelquefois très-rapidement, en 24 ou 48 heures, plus ordinairement en 3 ou 4 jours ; en même temps les selles se suppriment, toute émission de gaz même fait défaut : l'étranglement est net, franc, et va suivre, si on n'intervient pas, ses différentes phases. Les symptômes généraux se montrent aussi violents que si l'on avait affaire à une petite hernie récente, le facies se grippe, la température s'abaisse, le météorisme vient augmenter l'angoisse du malade qui tombe bientôt dans la prostration, à moins que la gangrène ne vienne donner issue aux matières fécales, dans ce cas un anus contre nature peut se constituer et sauver la situation.

B. — *Forme subaiguë, lente ou chronique.* — Les hernies anciennes, volumineuses, irréductibles sont particulièrement exposées à cette forme d'accidents.

Déjà le malade a ressenti à maintes reprises ces accès de coliques, de douleurs légères s'accompagnant quelquefois de vomissements et de constipation ; Goursaud parle d'un malade chez lequel ces accidents s'étaient reproduits plus de cent fois. A chacune de ces rechutes, la tumeur a augmenté de volume, et le hernieux en est arrivé à la loger dans des appareils divers, tels que large suspensoir, bonnet de coton

fixé sur une ceinture, ou sur des cordons remontant passer derrière le cou, quelquefois dans de véritables sacs
lacés.

Depuis longtemps déjà, le hernieux traînait ainsi sa
tumeur ; mais depuis quelques jours les fonctions digestives
se faisaient mal, les garde-robes étaient rares, difficiles, ou
cette constipation incomplète avait fait place à une légère
diarrhée à deux ou trois reprises, la tumeur était plus tendue,
un peu plus volumineuse, des coliques s'étaient fait sentir ;
cependant le malade pensait que tout cela allait se dissiper
comme les autres fois, et il attendait de moyens tout à fait
anodins le soulagement ordinaire ; mais les jours s'écoulaient
et les phénomènes loin de décroître s'aggravaient. Enfin les
vomissements apparaissent, les selles se suppriment complètement, à peine quelques gaz passent-ils encore par l'anus ;
les douleurs, quoique diffuses, deviennent plus intenses dans
la hernie qui grossit encore ; elles s'irradient dans l'abdomen
qui est le siège de coliques violentes, et qui est manifestement plus développé qu'à l'ordinaire : l'état est devenu
inquiétant. Ce n'est qu'après avoir ainsi attendu en vain la
diminution de ses douleurs, après avoir subi des séances
prolongées et multipliées d'un taxis souvent énergique, que
le malade se remet enfin entre les mains d'un chirurgien. A
ce moment, la tumeur est assez fortement tendue, difficile à
explorer à cause de son volume et des douleurs dont elle est
le siège ; au niveau du pédicule qui est volumineux, le
doigt trouve l'anneau dilaté, suffisamment large pour
n'exercer aucune constriction sur les parties qui y passent ;
le collet ne peut être plus serré, étant donnée l'irréductibilité
ancienne au moins partielle de la hernie ; de plus le pédicule est moins sensible que le reste de la tumeur, il peut

même ne l'être que très-peu. Rien dans ces caractères qui
puisse faire admettre l'étranglement.

Les deux mains, embrassant la tumeur et la comprimant,
peuvent dans bien des cas sentir un gargouillement caractéristique en même temps qu'une diminution des parties
herniées, et ce signe fait espérer que la réduction va continuer à s'opérer. Mais malgré les efforts d'un taxis le plus
habilement fait, même sous le chloroforme, le chirurgien
est bientôt convaincu que les parties restent dans le même
état.

Quand on pratique la percussion, on reconnaît tantôt une
matité générale, tantôt des zones alternativement mates et
sonores.

Les symptômes fonctionnels sont d'une irrégularité très-
grande, les vomissements restent rares et peu abondants,
parfois même ils peuvent faire défaut péndant plusieurs
jours, et présenter ainsi des rémissions et des recrudescences
très-variables ; pendant longtemps ils sont simplement alimentaires ou bilieux, ce n'est qu'au bout de dix, quinze
jours quelquefois, qu'ils changent de nature et prennent les
caractères des vomissements stercoraux.

Les garde-robes peuvent être complètement supprimées
depuis plusieurs jours, les gaz même peuvent faire absolument défaut, quand, après une véritable crise de coliques
de vomissements et de douleurs, survient quelquefois une
émission de gaz et de matières par l'anus, émission parfois
répétée, ordinairement peu abondante, qui est suivie d'une
période de calme pouvant faire espérer la cessation des accidents ; et en effet, dans quelques cas, une véritable débâcle a
pu heureusement terminer ainsi toute cette série de phénomènes inquiétants (Obs. XLIV). Mais dans d'autres cas,

quelquefois après plusieurs rémissions semblables, les
phénomènes persistent et s'aggravent (Obs. XLIII) ; du côté
de la tumeur, le volume, la tension, la douleur augmentent,
le hoquet se montre enfin, les vomissements deviennent
plus fréquents, et prennent peu à peu les caractères des
vomissements fécaloïdes, la constipation est absolue, les
coliques se succèdent à intervalles de plus en plus courts, le
ballonnement augmente notablement, et la douleur qui
était limitée à la hernie envahit peu à peu la partie inférieure du ventre pour s'étendre enfin à tout le péritoine.
Le malade épuisé par de longues journées de souffrances et
par l'impossibilité de l'alimentation, subit une dépression
de ses forces de plus en plus grande, sans avoir manifesté
l'anxiété ni l'angoisse qui s'observent dans l'étranglement
vrai : c'est plutôt un affaissement progressif ; le pouls devient
petit, sans être fréquent, la température s'abaisse lentement,
la respiration ne présente pas de grands changements, car on
observe rarement les congestions pulmonaires qui ont été
signalées par M. Verneuil dans l'étranglement et qui mettent souvent fin à la scène par elles seules ; on ne voit pas,
non plus, les phénomènes nerveux, tels que crampes, con-
tractures des extrémités, accidents que M. Berger a étudiés
dans un travail présenté à la Société de chirurgie en 1876.
Le malade s'éteint lentement sans aucune réaction.

Dans certains cas, les symptômes présentent pendant
plusieurs jours cette marche lente, progressive, que nous
venons de décrire, puis tout à coup, vers le sixième ou hui-
tième jour, le tableau change, tous les phénomènes prennent un caractère d'intensité et de gravité tel qu'ils ressem-
blent à ceux de l'étranglement vrai le plus serré, dont ils
suivent d'ailleurs la marche ordinaire.

Enfin un petit nombre de ces hernieux s'épuisent lentement, sans aucun de ces grands accidents, mais par une
sorte de consomption, de nutrition insuffisante. Dans ces
cas la tumeur a acquis des proportions monstrueuses ; nous
en avons observé un exemple remarquable pendant que
nous étions interne chez M. Verneuil, cette tumeur s'étalait
dans le lit, entre les cuisses qu'elle tenait écartées, et descendait jusqu'aux genoux ; la plus grande partie de l'intestin
se trouvait évidemment dans la hernie, la verge avait depuis
longtemps complètement disparu ; ce malade, âgé de soi-
xante-cinq ans, avait été apporté dans un état de marasme
très-avancé, l'appétit avait disparu, la constipation était opiniâtre ; malgré tous les soins, cet homme déclina de plus
en plus, sans phénomènes bien caractérisés, il s'éteignit
enfin.

D'ailleurs dans tous les cas, le hernieux qui parvient à
éviter les complications graves, n'en subit pas moins une
déchéance vitale progressive.

CHAPITRE IV

L'étude de la physiologie pathologique nous a montré
que les causes des accidents dans les hernies adhérentes sont
multiples; la symptomatologie a dû être divisée pour analy-
ser les différentes formes que peuvent revêtir ces accidents ;
les modes de terminaison de ces complications ne sont pas
moins variables que leurs causes et leurs manifestations.

Les accidents légers sont caractérisés par leur fréquence
et leur terminaison ordinairement favorable ; pendant un
certain temps du moins, à chaque rechute le malade en est
quitte pour quelques jours de soins bien simples, le repos et
la diète suffisent à calmer tout.

Le hernieux qui, prenant beaucoup de soins, parvient à
maintenir tant bien que mal une hernie encore petite, se
trouve à peu près à l'abri de ces troubles passagers ; cependant, cette tumeur, bien que maintenue par le bandage le
mieux fait, est difficile à contenir ; de temps en temps dans
un effort elle passe sous le bandage, il reste en effet toujours quelque chose dans le trajet, et la voie est toujours
ouverte devant l'intestin. Dans un effort plus violent la hernie sort plus volumineuse que d'ordinaire, le malade, s'efforce
de la faire rentrer, ses tentatives sont inutiles, l'étranglement

vrai est constitué et va suivre toutes ses phases ; cela s'observe surtout dans les tumeurs de petit et de moyen volume.

Lorsqu'une hernie est depuis longtemps irréductible par adhérences, qu'elle a été déjà à plusieurs reprises le siège d'accidents passagers, et que sous l'influence d'une cause occasionnelle de nouveaux accidents plus graves, plus intenses se sont développés, dans un grand nombre de cas, cette hernie soumise à la méthode de la temporisation et de l'abstention verra ses accidents se calmer après une période plus ou moins longue de souffrances assez grandes ; les fonctions digestives reprendront leur cours. Mais ce n'est pas à dire que le malade revient intégralement à la situation primitive ; il s'est produit une nouvelle aggravation matérielle des lésions de cette hernie.

Quelquefois après des tentatives de réduction répétées, on est en face d'une tumeur volumineuse, rouge, douloureuse, dans laquelle on reconnaît une collection liquide soumise à une forte tension, la suppuration n'est pas douteuse, on donne issue au contenu, on applique des émollients et peu à peu tout rentre dans l'ordre, les symptômes diminuent de gravité, la cavité purulente se referme progressivement et l'accident est terminé ; mais la hernie reste encore dans des conditions beaucoup plus mauvaises, les adhérences se sont multipliées, et l'intestin est fusionné avec les parois du sac. Heureux encore d'obtenir ce résultat, car dans bien des cas, le malade succombe soit par le fait d'accidents plus graves et plus rapides, soit par épuisement.

Dans d'autres cas, les phénomènes prennent plus d'intensité, souvent sous l'influence de manœuvres immodérées de taxis forcé et prolongé, le sphacèle peut envahir non seulement les enveloppes mais les parties profondes de la tumeur

aussi bien l'intestin que l'épiploon, et la chute des parties
mortifiées est suivie du passage des matières fécales par la
plaie ; ainsi se trouve constitué soit une simple fistule stercorale, soit un anus contre nature.

Quelquefois ce n'est pas du côté de la tumeur que se passent les phénomènes les plus graves, mais du côté de la
cavité abdominale. Après une période ordinairement assez
longue, dont l'irrégularité des accidents n'a d'égale que l'hésitation du chirurgien, une douleur violente, atroce, se fait
sentir dans l'abdomen, les accidents se précipitent alors :
c'est une perforation intestinale qui emporte rapidement le
malade par une péritonite suraiguë.

Enfin dans certains cas, après une longue temporisation
devant cette hernie ancienne, volumineuse, sans collet, qui
a déjà été plusieurs fois le siège de complications, le chirurgien reconnaît l'indication opératoire quand les vomissements stercoraux apparaissent; l'obstacle mécanique est
admis, il faut le lever. On ouvre le sac, on se trouve alors
aux prises avec les plus grandes difficultés, et sur un malade
déjà fort abattu : les adhérences les plus solides et les plus
complexes unissent en une masse intimement fusionnée et
l'intestin et l'épiploon et le sac ; toutes ces parties sont congestionnées ; la dissection avance péniblement, et donne
des surfaces qui saignent de tous côtés, en nappe ; le sang
infiltre les adhérences celluleuses voisines, on ne reconnaît
qu'à grand'peine les parties sur lesquelles on doit faire
porter le bistouri, et ce travail de dissection se prolonge,
laborieux, pénible, dangereux pour l'intestin, que l'on parvient enfin à réduire, mais dans un état qui ne laisse pas
de doute sur le résultat. Après une telle opération, le malade reste plongé dans une prostration extrême et des signes

de péritonite subaiguë ne tardent pas à se montrer. Le malade succombe dans les 24 ou 48 heures.

Les accidents de cet ordre ont donc un pronostic très-sombre, tôt ou tard la terminaison fatale en est la conséquence ordinaire, et quand le malade échappe une fois à ces dangers formidables, il n'en reste que de plus en plus menacé : dans un avenir peu éloigné il sera repris de ces accidents qui suivront leur cours d'une façon inexorable cette fois.

Ou bien s'il parvient à y échapper, sa hernie fait des progrès incessants, atteint des dimensions parfois considérables et lui rend la vie absolument intolérable ; la nutrition se fait mal, et sans présenter d'accidents graves le hernieux tombe dans un véritable marasme : c'est une sorte de phtisie herniaire.

Mais avant cette terminaison fatale à laquelle on peut arriver, comme nous l'avons vu, par différents chemins, il s'est écoulé une longue période pendant laquelle se sont renouvelés les accidents légers, passagers, et par cela même se terminant par une résolution facile à l'aide de soins bien simples ; cette résolution, le hernieux la regarde comme entièrement salutaire ; d'ailleurs, à en croire les auteurs, ce ne sont là que de faibles inconvénients auxquels on pare assez facilement et qui ne méritent ni une grande attention ni surtout une intervention active.

Tout autre doit être leur signification : ce sont autant d'avertissements, autant de plaintes de la part des viscères herniés qui subissent des lésions de plus en plus profondes ; les exsudats s'organisent, les néo-membranes se consolident et se rétractent, enserrant de plus en plus étroitement l'in-

testin dont les propres parois se modifient dans leur structure intime aussi bien que dans leurs formes. Et chaque reprise de douleurs indique que l'on franchit une nouvelle
étape vers les accidents à forme grave ; cette tumeur porte
dans ses flancs tous les éléments d'un orage qui peut éclater
sous l'influence d'une cause en apparence très-légère. Il n'y
a que l'ignorance de son danger qui puisse donner à ce hernieux une tranquillité trompeuse, grâce à laquelle il sup-
porte patiemment son infirmité.

CHAPITRE V

DIAGNOSTIC

Nous ne nous attarderons pas à distinguer les accidents, qui ont pour siège réel une hernie adhérente, de quelques autres affections qui peuvent les simuler : ce diagnostic est fait à propos des hernies en général dans tous les classiques.

Nous chercherons à établir à quels signes l'on peut recon-connaître l'existence d'adhérences dans une hernie ; puis s'il est possible de rattacher à chacune des formes cliniques que nous avons décrites, les différentes causes que nous avons signalées à propos de la physiologie pathologique.

La connaissance des antécédents et l'examen direct de la hernie permettent le plus souvent d'établir l'existence des adhérences.

Ce sont, comme nous l'avons dit, les hernies mal conte-nues ou abandonnées complètement à elles-mêmes, qui sont le siège ordinaire de ces lésions ; mais les tumeurs encore petites ne sont pas complètement indemnes, et la difficulté de leur contention s'explique précisément par la présence d'une néo-membrane ou d'une bride qui attire la partie herniée dans le sac ; à propos de tout effort la hernie file sous le bandage.

L'examen direct de la hernie est beaucoup plus important; mais il faut distinguer deux cas, selon que cet examen est pratiqué en dehors de tout accident, ou pendant une de ces complications.

Dans le premier cas, on peut arriver à avoir des notions assez précises sur l'état des parties. Une hernie peut être réductible quoique présentant des adhérences ; d'abord les parties peuvent être adhérentes entre elles sans être unies au sac ; puis l'épiploon et même l'intestin peuvent être attachés au fond du sac par une adhérence assez longue pour leur permettre de rentrer; mais le plus souvent dans ce cas, au moment de la réduction on sent que le sac suit les parties et vient s'appliquer à l'orifice herniaire. Quelquefois enfin la hernie n'est que partiellement réductible, et sous l'influence du taxis l'on sent rentrer une partie, c'est ordinairement l'intestin, tandis que le reste, ordinairement l'épiploon, demeure fixé au dehors complètement irréductible ; on peut quelquefois sentir alors au-dessus de l'orifice herniaire en palpant l'abdomen la corde épiploïque sur laquelle insistait beaucoup Velpeau.

Quoique petites encore, certaines hernies sont absolument irréductibles, dans ces cas le plus souvent on a trouvé des adhérences au niveau du pédicule.

Les grosses hernies peuvent bien diminuer de volume sous les pressions du taxis, sans que pour cela aucune des parties herniées soit rentrée dans le ventre; il n'y a que les matières intestinales et les gaz à repasser par le pédicule en produisant le gargouillement caractéristique. Et après cette fausse réduction il ne faut pas, en tenant compte de la matité et de la consistance de la tumeur conclure à l'irréductibilité de l'épiploon seul, car l'intestin peut rester aplati, vidé, et caché derrière l'épiploon ou même à nu.

Le caractère commun à la plupart des hernies adhérentes est la largeur de l'orifice herniaire, qui s'est laissé dilater peu à peu et permet de passer un ou plusieurs doigts.

Si l'examen de la tumeur se pratique pendant le cours d'accidents, le résultat en est toujours assez obscur. « Si l'on peut, disait J.-L. Petit, connaître quelquefois que les parties renfermées dans la hernie sont adhérentes, ce n'est pas lorsqu'elles sont étranglées. » Il comprenait sous cette expression tous les accidents de ces hernies. Dans ces conditions en effet l'irréductibilité n'est pas un signe certain d'adhérences, et l'on ne retrouve plus les différents signes que nous avons donnés il y a un instant.

Aussi quand il ne connaît pas déjà le malade, le chirurgien doit-il s'informer auprès de lui ou de son entourage de l'état de l'irréductibilité antérieure de la hernie ; mais ces renseignements sont loin d'être toujours assez précis.

J.-L. Petit se déclarait impuissant à établir l'existence des adhérences dans ces conditions : « On ne peut porter plus loin ses connaissances jusqu'à ce que le livre de la vérité soit ouvert, je veux dire le sac, alors on reconnaît bien des choses qui étaient cachées, c'est là qu'on connaît clairement les adhérences ».

Il nous reste maintenant à rechercher s'il est possible, d'après la marche des accidents, de déterminer leur cause.

Nous n'insisterons pas sur les accidents légers qui révèlent des modifications de forme, de vascularisation et de structure sous l'influence d'une congestion et des adhérences préexistantes dont l'action se combine pour apporter une gêne plus ou moins notable au cours des matières.

Les accidents graves peuvent revêtir deux formes différentes, comme nous l'avons vu : La forme aiguë est caractérisée par l'intensité et la rapidité des phénomènes ; on a affaire à une hernie encore peu volumineuse, difficilement contenue, l'anneau est assez étroit, le collet a pu se former : on doit admettre un étranglement au niveau du pédicule qui est douloureux. Mais ces accidents rapides peuvent aussi se montrer dans une hernie ancienne à large collet, il ne peut plus être question d'étranglement du pédicule puisqu'on peut passer plusieurs doigts dans l'anneau, c'est donc un étranglement interne qui s'est produit dans cette tumeur. Quelle en est la cause, le siège ? Est-ce une bride fibreuse déprimant une anse encore mobile, un orifice accidentel siégeant dans l'épiploon adhérent au travers duquel une anse se serait engagée ? Est-ce un déplacement d'une anse adhérente coudée à angle aigu spontanément ou à la suite des manœuvres de taxis ? On a pu voir encore l'intestin franchir l'anneau, mais demeurer fixé et bridé par une adhérence qui le reliait au sac ou au collet. Il faut reconnaître que la solution de ce problème est le plus souvent impossible en clinique, et que l'on ne peut faire que des hypothèses plus ou moins vraisemblables.

Il en est de même pour les accidents à marche lente ; ordinairement on est en présence d'une hernie volumineuse ancienne, à large anneau, les symptômes fonctionnels sont encore peu menaçants. D'après les auteurs il faut songer à une *péritonite herniaire* ou à un *étranglement peu serré*. Or, dans la plupart des cas ces deux diagnostics sont inacceptables : d'abord l'étranglement est impossible étant donné l'état du pédicule, qui ne peut subir aucune constriction, pas plus de l'anneau que du collet, puis la péritonite herniaire insuffisent sante pour expliquer à elle seule des symptômes

qui peuvent devenir très-graves. Dans ce cas, l'on a affaire
à l'une des causes d'occlusion intestinale que nous avons
étudiées à propos de la physiologie pathologique ; l'identité
des symptômes est complète avec ceux de toute obstruction
intestinale ayant son siège dans la cavité abdominale ; rien
n'y manque, jusqu'à cette constipation non absolue, ces
émissions de matières et plus souvent de gaz qui peuvent
se faire par l'anus à intervalles plus ou moins éloignés, et
quelquefois jusqu'à de véritables débâcles : l'obstacle mécanique doit être admis dans l'un comme dans l'autre cas.

Si l'épiploïte peut à elle seule déterminer des phénomènes
analogues (Obs. XIII), à allure lente, rarement ces symptômes
acquièrent la même gravité. D'ailleurs, bien souvent derrière cet épiploon volumineux, douloureux, seul perceptible
au travers des enveloppes de la hernie, se trouve cachée une
anse intestinale qui est le véritable point de départ des accidents (Obs. XLII), et nous le répétons, l'examen de la
tumeur dans ces conditions ne permet pas d'affirmer l'absence de l'intestin (Obs. XIX), il ne peut permettre la
temporisation, et l'abstention : ce qui doit dominer et régler
la conduite du chirurgien, c'est l'idée d'un obstacle mécanique au cours des matières.

CHAPITRE VI

TRAITEMENT

C'est sur l'idée que se sont faite les chirurgiens, aux différentes époques, de la nature des accidents des hernies, que la thérapeutique a toujours été basée. Aussi, de même que les théories ont subi des modifications successives, de même les indications thérapeutiques ont varié. Celles, qui sont encore admises aujourd'hui par le plus grand nombre des chirurgiens pour les accidents des hernies adhérentes, sont empreintes des doctrines qui avaient cours il y a bientôt un demi-siècle.

Il est donc intéressant de rechercher quels moyens les anciens opposaient à ces complications, et ceux que nos contemporains mettent encore en usage dans ces cas qui sont toujours regardés comme des plus difficiles et des plus embarrassants dans la pratique chirurgicale.

Pendant une longue série de siècles, tous les accidents des hernies étaient attribués à l'accumulation des matières que renferme le tube digestif dans l'anse intestinale herniée, et l'on abandonnait ces accidents à eux-mêmes.

Il en fut ainsi jusqu'à ce que Franco, en 1556, eût ouvert le sac herniaire, débridé le *trou du péritoine*, et réduit l'intestin dans le ventre, bien qu'il admît encore la doctrine de l'engouement.

L'opération de Franco prit une importance encore plus grande lorsque Fallope, puis Riolan eurent découvert les anneaux herniaires, et quand Nicolas Lequin, en 1665, eut donné le nom d'étranglement à tous les accidents des hernies. A partir de cette époque, et même après que Goursaud eût réhabilité l'engouement, toutes les hernies présentant des accidents menaçants étaient soumises à l'opération si le taxis ne parvenait à les réduire : les hernies compliquées d'adhérences étaient donc fréquemment ouvertes. Mais l'intervention n'était que trop souvent suivie des plus terribles revers, étant données les mauvaises conditions dans lesquelles on pratiquait l'ouverture du péritoine et ces dissections laborieuses.

Ce fut en 1840 que Malgaigne s'éleva violemment contre l'intervention chirurgicale dans les grosses hernies anciennes ; s'appuyant sur sa doctrine du pseudo-étranglement, il déclara que, dans l'étranglement vrai il faut opérer vite, mais que dans l'étranglement faux l'opération n'est presque jamais nécessaire et même que le taxis est fréquemment nuisible ; et, ajoutait-il, les étranglements faux sont aux vrais dans la proportion de 3 pour 1.

Les idées de Malgaigne furent acceptées de ses contemporains ; on n'opéra donc plus guère les hernies anciennes, et l'on respecta encore davantage celles qui étaient le siège d'adhérences : la temporisation, l'abstention étaient à l'ordre du jour.

En décrivant d'une manière dogmatique la doctrine de Malgaigne, Broca lui donna une nouvelle force ; il l'exagéra même au point de vue purement théorique. Cependant l'on trouve dans son travail une page qui contient une restriction fort importante : « les anneaux, le collet, dit-il, ne sont pas les seuls agents de constriction, *certains faits ont plutôt leur place dans la catégorie des étranglements* que dans celle des inflammations, et cependant ils ne s'observent que *dans les hernies anciennes volumineuses.* » Mais c'était une restriction aussi toute théorique sans déduction thérapeu- tique spéciale.

En 1865, dans ses Leçons demeurées classiques, Gosselin renversa en grande partie les idées de Malgaigne et de Broca ; pour lui toutes les hernies présentant les conditions de volume, d'ancienneté, d'accidents que l'on rapportait à l'inflammation, il les réduit par le taxis et il admet avoir fait céder un léger étranglement.

Dans un chapitre peu étendu, il parle des hernies adhé- rentes et de leurs accidents ; il déclare avoir rarement ren- contré ces adhérences, et les mal connaître. Il n'a jamais observé d'étranglement dans une de ces hernies, et le reste de sa pratique sur ce sujet se borne à quatre cas, dans les- quels il a admis la doctrine de Malgaigne avec sa tempo- risation.

« Il l'adopte, parce que, dit-il, cette doctrine a l'avantage « pour ces hernies d'arrêter les chirurgiens trop enclins à « opérer de bonne heure.» Mais plus loin, il reconnaît toute l'incertitude d'une telle conduite, il confesse « qu'il serait « moins hésitant si l'anatomie pathologique de ce sujet avait « été bien faite, et s'il n'était obligé de se servir seulement « de la clinique pour arriver à une conclusion ».

La hernie adhérente restait donc en dehors du droit commun, l'opération était proscrite, et le taxis lui-même devait être laissé de côté pour les purgatifs d'exploration violents et répétés.

Mais les faits d'occlusion intestinale par coudure rapportés par M. Trélat et M. Labbé à la Société de chirurgie, en 1871, par Mougeot en 1874, le mémoire de M. Bourguet en 1880, sur l'étranglement dans ces hernies, remettaient tout en question.

La lecture de ce mémoire de M. Bourguet donna lieu, à la Société de chirurgie, à une discussion au cours de laquelle M. Verneuil déclara qu'il était absolument partisan de ne plus pratiquer le taxis et d'opérer dès qu'il soupçonnait la présence d'adhérences ; puis M. Terrier insista fortement pour qu'on pratiquât la réduction de l'intestin dans ces cas compliqués; il craint, en effet, que, si l'on ne réduit pas l'anse intestinale, elle ne contracte de nouvelles adhérences pouvant déterminer ultérieurement des accidents d'obstruction intestinale ; il faut libérer l'intestin et le réduire.

M. Terrier admettait donc que, une fois l'étranglement levé, les adhérences pouvaient être par elles-mêmes la cause de nouveaux accidents : ce mécanisme de l'occlusion intestinale herniaire était ainsi de nouveau nettement formulé.

A ce moment, on était bien loin de la doctrine du pseudo-étranglement, telle que Malgaigne et Broca l'avaient définie. La division, si tranchée au point de vue théorique aussi bien qu'au point de vue thérapeutique, des hernies compliquées en deux types bien différenciés, les petites hernies récentes, et les anciennes tumeurs volumineuses, cette division ne répondait plus désormais à la généralité des faits, la théorie s'écroulait donc peu à peu.

D'ailleurs, la temporisation devenait de moins en moins acceptable devant la liberté et le sans-gêne avec lesquels on traitait le péritoine.

Dans ces dernières années, il se fait une réaction bien nette contre les anciennes doctrines avec leurs conséquences

thérapeutiques ; cette réaction reconnaît deux causes : l'insuffisance de ces doctrines devant les faits, et l'avènement
de la méthode antiseptique rendant la confiance aux chirurgiens.

Des travaux importants sur la résection et la suture de
l'intestin se sont succédé en peu de temps, tels sont les
mémoires de Madelung, de Rydygier, de Bouilly, de Julliard,
la thèse de Barette, puis la thèse d'agrégation de M. Segond,
et le mémoire de M. Lucas-Championnière, sur la cure radicale, établissant la valeur des différents procédés opératoires,
et les indications de l'intervention. Ces travaux sont venus
démontrer que les adhérences même serrées et étendues ne
devaient plus être considérées comme un obstacle insur-
montable à la réduction de l'intestin et à la cure radicale.

Cependant malgré tous ces matériaux, la conduite de la
grande majorité des chirurgiens n'a point changé quand ils
se trouvent en face de complications survenant dans une
vieille hernie adhérente : la temporisation est encore la règle.

On a recours au taxis répété, aux bains prolongés, aux
applications soit de cataplasmes, soit de glace, selon les pré-
férences de chacun, l'on administre les purgatifs d'exploration, l'on a pu même chercher à évacuer le contenu de
l'anse intestinale à l'aide de ponctions capillaires aspiratrices
pour pratiquer de nouveau le taxis dans des conditions soi-
disant meilleures ; enfin après avoir perdu de nombreuses
journées, après avoir malaxé, contusionné l'intestin, fati-
gué, irrité le tube digestif à force de calomel, de jalap, ou
d'huile de croton, au bout de huit, dix ou quinze jours,
devant la constipation absolue, le ballonnement énorme,
devant les vomissements fécaloïdes, le chirurgien déclare
alors qu'il a la main forcée et qu'il doit pratiquer l'opé-

ration. Il n'a, d'ailleurs, guère d'illusions sur le résultat de cette intervention, c'est quand le malade est presque *in extremis* qu'il s'y décide, aussi il a bien soin de prévenir l'entourage que le pronostic est de la dernière gravité, et trop souvent la terminaison fatale lui fait regretter de n'avoir point suivi les conseils de Malgaigne : « déplorer le cas comme désespéré et laisser du moins naturellement mourir le malade ».

Ce tableau que nous venons de tracer n'est pas celui d'un cas exceptionnel, parmi les observations que nous avons réunies à la fin de ce travail, on en trouve vingt-deux où les mêmes accidents, les mêmes errements, ont été suivis du même résultat. Quelques-unes sont même remarquables à ce point de vue (Observ. XV, XXXVIII, XLVII, LII, LX).

Cette conduite timorée et hésitante dont les principes nous ont été transmis par nos devanciers, est-elle encore acceptable aujourd'hui, étant données les nouvelles conditions dans lesquelles se pratique la chirurgie ?

La solution de cette question est donnée par la conclusion qui ressort nécessairement de la connaissance des dispositions anatomiques, de la nature, et de la marche des symptômes : dans tous les accidents des hernies adhérentes il faut admettre un obstacle mécanique au cours des matières, des conditions multiples se trouvent réunies pour déterminer soit l'étranglement vrai, soit l'occlusion intestinale ; que ces accidents soient aigus, qu'ils revêtent la forme lente, c'est l'idée d'un obstacle qui doit dominer, et cette idée doit entraîner irrésistiblement la nécessité de l'intervention aussi précoce que possible ; il faut ouvrir le livre de la vérité, comme l'a dit J.-L. Petit, il faut ouvrir le sac herniaire et rechercher où siège cet obstacle.

Nous disons intervention précoce, parce que, des faits que nous avons observés nous-même, ou que nous avons retrouvés dans les auteurs et dans les recueils, il se dégage nettement cette notion que le pronostic est d'autant plus favorable que l'opération a été pratiquée à une *époque plus rapprochée du début des accidents*, et sur une *hernie moins ancienne*. L'on conçoit facilement, d'ailleurs, qu'il en soit ainsi lorsqu'on connaît les altérations profondes qui se produisent non seulement dans la masse herniée, mais dans toute la portion supérieure de l'intestin, depuis le moment où la hernie irréductible est exposée aux irritations, aux traumatismes qui augmentent sourdement les lésions des viscères, jusqu'au jour où des complications plus graves viennent forcer le chirurgien à intervenir ; celui-ci se trouve alors en présence des lésions anciennes à marche torpide, compliquées des altérations nouvelles se développant par le fait même de l'accident aigu.

L'opération doit être aussi précoce que possible quand on se trouve en face de complications en voie d'évolution dans une hernie adhérente.

Examinons maintenant les difficultés que l'on peut rencontrer dans cette intervention.

Ces difficultés sont en rapport avec la nature des organes adhérents, avec la disposition des adhérences, avec leur état d'organisation plus ou moins avancé.

Envisageons d'abord le cas d'*adhérences* par glissement : si le gros intestin est entouré de son enveloppe séreuse, et muni d'un méso suffisamment large pour permettre la rentrée de l'intestin, on réduira et on traitera le sac comme dans toute hernie ; mais lorsque le repli péritonéal sera trop

étroit ou même qu'il n'existera point et que l'intestin entrera
directement en rapport avec le tissu cellulaire de la région
postérieure de la hernie, la réduction de la hernie ne pourra
se faire que grâce à une dissection assez difficile. Deux procédés sont applicables : on peut décoller complètement le
sac et l'intestin des parties voisines, et pour cela, au niveau
où le gros intestin est en rapport direct avec le tissu cellulaire, il faut agir plutôt par décollement, en soulevant avec
l'intestin ses vaisseaux qui cheminent dans le tissu cellulaire
voisin ; une fois cette dissection complètement achevée jusqu'à l'orifice herniaire, on peut rentrer la hernie et traiter
ce qui reste du sac au dehors comme d'ordinaire.

Mais dans certains cas, cette dissection du sac n'est pas
possible dans toute son étendue, soit à cause des adhérences
avec les parties voisines, soit à cause des rapports immédiats
avec les éléments du cordon et la vaginale, par exemple
dans les hernies congénitales, dans ces cas on pourrait cir-
conscrire l'intestin par une incision, suivant son contour sur
la séreuse du sac, relever cet intestin comme dans le cas précédent, l'isoler avec ses vaisseaux, le réduire, et fermer le tra
jet herniaire en suturant ce qui reste de séreuse à ce niveau.

Dans le cas d'*adhérences inflammatoires*, selon la variété
de ces adhérences, on emploie différents moyens pour
les détruire. Quand il ne s'agit que des exsudats fibrineux, que nous avons appelés fausses adhérences, le doigt
suffit le plus souvent pour séparer les parties ainsi unies ;
mais il faut prendre la précaution d'enlever aussi complètement que possible ces exsudats des surfaces qu'ils recouvrent, car une fois réduit, l'intestin serait tout préparé à
contracter de nouvelles adhérences dans l'abdomen.

Dans le cas d'adhérences vraies ; la section en est ou très

facile ou des plus compliquées selon les dimensions qu'elles présentent. Les brides, les membranes assez longues sont faciles à isoler et à sectionner. Dans les vieilles hernies, il peut y avoir un enchevêtrement plus complexe qu'on ne parvient à démêler qu'en séparant successivement ces lames de tissu cellulaire en plusieurs faisceaux ; si l'on voit des vaisseaux dans leur épaisseur, on place deux ligatures tout près des surfaces donnant insertion à l'adhérence et l'on résèque toute la partie moyenne de façon à ne point laisser de lambeaux flottants.

Si les adhérences sont courtes, serrées, au point de tenir au contact les deux surfaces, la dissection devient difficile, dangereuse pour l'intestin, il sera question de celui-ci dans un instant.

Quand l'épiploon seul est adhérent au sac, la conduite est simple ; on le détache avec le doigt ou l'instrument tranchant, on place une ligature, simple ou multiple et en chaîne selon le volume, au niveau de pédicule, on résèque au-dessous, et on réduit le moignon : ce point est définitivement établi. Si c'est l'intestin qui est adhérent, il faut apporter les plus grands soins à sa libération, et avoir pour principe de sacrifier plutôt les parties voisines, de tenir le tranchant éloigné de la paroi intestinale, et de couper soit dans l'épiploon, soit dans la paroi même du sac, de façon à laisser quelque portion de ces organes sur l'intestin plutôt que de risquer une section de celui-ci ; de plus il ne faut jamais pratiquer de tractions violentes sur l'anse herniée, car la structure peut en être tellement modifiée que sa paroi a perdu quelquefois une grande partie de sa résistance ; il faut éviter à tout prix une section ou une déchirure de l'intestin sous peine de compliquer beaucoup l'opération.

Lorsque l'intestin présentera une déformation notable, il faut lui rendre une forme compatible avec le cours des matières ; ainsi dans le cas de flexion à angle aigu par adhérence du sommet de l'anse au fond du sac, ou encore dans le cas d'adhérence des deux branches, qui constituent cette anse, entre elles, il faut nécessairement libérer l'intestin par une dissection minutieuse, ou, si celle-ci est impossible, avoir recours à une autre opération longue et difficile, dont nous parlerons dans un instant, l'entérectomie suivie de l'entérorraphie.

Enfin, au point de vue du siège des adhérences, il faut explorer soigneusement le trajet herniaire, et vérifier si, après la réduction, l'intestin est bien libre dans la cavité abdominale et n'est pas retenu coudé, plié, par une adhérence, derrière l'orifice herniaire ; le doigt sera donc enfoncé dans le trajet et contournera tout l'orifice profond (Obs. XLVIII, LIX).

Dans les grosses hernies, nous avons vu que l'épiploon et les appendices épiploïques ont une prédisposition spéciale à cimenter les parties voisines ; dans quelques cas, on a trouvé l'épiploon étalé au devant de l'intestin et formant un de ces doubles sacs décrits par Prescott-Hewett (Obs. I, VI, XXXIX). Il faut ouvrir cette enveloppe épiploïque, quelquefois adhérant par ses deux faces, mettre l'intestin à nu, réséquer l'épiploon et agir comme dans tout autre cas.

Dans les hernies du gros intestin, la difficulté peut être extrême ; on reconnaît avec peine ce qui appartient à l'intestin et, pour ne point l'ouvrir, on est obligé quelquefois de laisser à sa surface des masses dures, volumineuses, formées soit par les appendices épiploïques, soit par l'épiploon. Dans ce cas, il ne faut pas craindre, pour faciliter la réduction, de débrider largement la paroi abdominale qu'une suture bien faite refermera (Obs. XII).

Mais quelquefois la dissection étant finie, on a des surfaces étendues qui saignent par une foule de points ; ordinairement l'application prolongée d'une éponge suffit pour arrêter cet écoulement ; dans quelques cas on a dû recourir à des moyens plus actifs, ainsi M. Trélat, dans deux faits de ce genre, dut toucher la surface saignante soit avec une solution de perchlorure de fer, soit avec le bout d'un stylet rougi. On pourrait se servir du thermo-cautère.

D'ailleurs, il ne faut pas craindre outre mesure de rentrer un intestin laissant suinter un peu de sang, car une fois la réduction faite, cet écoulement s'arrète, et ne donne point lieu à une hémorrhagie redoutable.

Une telle dissection, longue et laborieuse, est non seulement possible, mais presque régulièrement suivie de succès quand on opère sur une tumeur n'ayant encore présenté que de légers et récents accidents. Mais cette conduite est-elle à suivre dans le cas où l'on est appelé auprès d'une hernie volumineuse, présentant des accidents graves depuis plusieurs jours déjà, et ayant déterminé une altération notable de l'état général? (Obs. LX).

Dans ces conditions n'est-il pas téméraire de vouloir mener une telle entreprise jusqu'au bout, c'est-à-dire jusqu'à la réduction de l'intestin? Les forces du patient sont épuisées, les organes herniés sont congestionnés, enflammés, atteints de lésions profondes peut-être ; faire une opération grave dans de telles conditions, c'est faire passer son malade de vie à trépas presque inévitablement.

De même que quand un blessé est apporté avec de grands délabrements d'un ou de plusieurs membres, le chirurgien ne songe guère à régulariser immédiatement par l'amputation, dans le crainte de voir le blessé succomber par le seul fait de ce nouveau traumatisme, de même dans ces cas graves que nous envisageons, il faut parer au plus pressé ; il y a un obstacle mécanique au cours des matières, l'indication nécessaire et suffisante consiste à lever cet obstacle (Observ. XV, XXVII, XXXII), par la section d'un anneau, d'une bride ou d'un orifice accidentel, par la division d'une adhérence déformant l'intestin qu'elle coude, par l'évacuation d'une collection liquide tendue comprimant l'anse adhérente. On fera donc la kélotomie sans réduction.

Le plus souvent, cette opération incomplète suffit pour faire cesser les accidents, et l'on remet à une époque ultérieure le complément de cette première intervention ; quand le malade sera remis des suites de ces accidents, on pourra attaquer cette hernie en dehors de toute complication, ce sera une cure radicale difficile, mais n'offrant plus les mêmes dangers.

On peut se trouver aux prises avec des cas plus complexes encore ; après avoir ouvert le sac on ne peut toujours découvrir la cause de l'occlusion intestinale, ou bien après avoir cru lever cet obstacle, les accidents n'en continuent pas moins (Observ. LIII) ; il faut cependant à tout prix donner passage aux matières, et nous avons vu combien il était peu prudent de chercher à libérer et réduire l'intestin dans de si mauvaises conditions. Il ne reste que la ressource de l'anus contre nature, ressource extrême à laquelle le chirurgien ne doit se résigner qu'après avoir pratiqué les recherches les plus attentives, mais enfin ce moyen permet de sauver presque sûrement la vie du malade, et c'est tout d'abord ce que celui-ci réclame du chirurgien ; dans ces

cas le mieux est le pire ennemi du bien, et si l'anus contre
nature a des inconvénients tels qu'on l'a gratifié du titre
d'infirmité dégoûtante, faudrait-il encore prendre l'avis
des malades ; leur choix ne serait pas douteux entre une
opération simple qui leur permet en somme de vivre et
même de guérir ultérieurement, et une intervention laborieuse, difficile dont le résultat est presque fatalement
mortel.

La plupart des auteurs qui ont parlé de l'intervention
dans les adhérences herniaires ont cité le cas mémorable dans
lequel Arnaud, après une dissection très-pénible, longue
de cinq quarts d'heure, ne pouvant arriver à libérer la
masse intestinale tant les adhérences étaient complexes,
prit le parti de réséquer complètement tout le paquet
herniaire au ras de la paroi abdominale ; cette résection était d'une utilité fort contestable, mais son exécution
fut suivie d'une autre idée presque géniale.

Malgré cette opération, en effet, les matières ne s'écoulaient pas encore, et il était impossible de passer un bistouri
entre le pédicule et le contour de l'orifice herniaire tant les
adhérences y étaient intimes. Arnaud introduisit alors
son bistouri dans la cavité même de l'intestin qu'il venait
de trancher et fendit d'un seul coup et la paroi intestinale
et le collet et l'anneau qui étaient fusionnés ; aussitôt les
matières s'échappèrent en grande abondance. Le malade
survécut avec un anus contre nature.

Pour bien apprécier ce résultat il faut tenir compte des
conditions dans lesquelles opérait Arnaud ; loin de trouver
ce résultat déplorable, la conduite de ce grand chirurgien
nous paraît plutôt très-sage. Il faut lui savoir gré de n'avoir
pas été plus ambitieux, car après cinq quarts d'heure d'o-

pération sur un malade fort épuisé, outre ces adhérences intimes de l'intestin au niveau du collet qu'il eut été indispensable de disséquer, il eut fallu, pour pratiquer la suture circulaire, aboucher le bout supérieur formé par l'intestin grêle avec le gros intestin qui constituait le bout inférieur : c'eut été peut-être trop demander, étant donnée la différence de calibre; c'est là, en effet, une contre-indication à l'entérorraphie, nettement formulée par M. Bouilly.

Nous avons insisté sur ce fait, car il montre combien les conditions peuvent être complexes, et qu'il ne serait pas suffisant de dire : dans un cas de ce genre, il faudrait pratiquer la résection et la suture intestinales si l'état général le permet, sinon faire simplement la kélotomie sans réduction.

Cette formule ne comprendrait pas tous les faits ; dans le second cas, par la kélotomie sans réduction, on lève l'étranglement si le pédicule est serré par l'anneau ou le collet ; mais si cet anneau est large, si l'on ne reconnaît pas le siège de l'obstacle dans une masse quelquefois informe, l'opération est insuffisante, l'indication n'est pas complètement remplie, les accidents vont continuer.

Dans ces cas, c'est l'anus contre nature qui seul remplira complètement cette indication en assurant le passage des matières.

Nous n'avons point l'intention de parler longuement de la valeur relative de ces différents modes d'intervention ; la suture latérale est d'ailleurs indiquée, sans contestation possible, dans tous les cas d'ouverture limitée de l'intestin soit par section soit par déchirure dans des tissus relativement sains (Obs. IX). Mais la question de l'entérorraphie circulaire a beaucoup trop d'importance pour être exposée d'une façon toute secondaire comme elle le serait nécessairement dans ce travail ; car il ne suffirait pas de dresser un tableau, et de ranger sous quelques titres les différents cas connus; une telle statistique ne signifierait rien ; on arrive en effet à réunir, sous le même titre, des faits qui ne peuvent être comparés tant les difficultés et les conditions de l'intervention sont différentes ; ce ne sont pas les chiffres seuls qui peuvent permettre d'apprécier les procédés opératoires.

Toutefois on peut dire que la résection suivie de la suture circulaire de l'intestin serait une intervention très-légitime, si le malade se présentait dès le début des accidents et si son état général n'inspirait aucune crainte. Dans ces conditions le chirurgien peut être amené à pratiquer cette opération s'il se trouve en présence d'une déchirure trop large, d'adhérences trop serrées et trop étendues de l'anse intestinale, enfin de rétrécissement ou d'adhérences en V oblitérant l'intestin comme dans le cas de Riedel.

Faite ainsi dans de bonnes conditions, cette opération a toutes les chances de réussir, et le résultat brillant ainsi obtenu ne saurait certainement être mis en parallèle avec l'anus contre nature.

Les accidents des hernies adhérentes, comme nous venons de le voir, peuvent donc conduire aux interventions les plus graves; le chirurgien doit non seulement chercher à pratiquer ces opérations dans les conditions les plus favorables, quand elles seront nécessaires, mais il doit devancer l'apparition des lésions qui le forcent à recourir à ces moyens extrêmes.

La conclusion à laquelle nous sommes déjà arrivé s'impose plus fortement encore après ces dernières considérations: l'opération doit être aussi précoce que possible.

Pour remplir cette indication, on est amené à appliquer la même nécessité opératoire aux accidents légers, de nature essentiellement passagère et récidivante, auxquels on est habitué à n'accorder qu'une attention médiocre. On ne peut dire à leur apparition, si ces troubles ne sont pas le prélude de complications plus graves dont ils ne sont souvent en effet que les avant-coureurs.

D'ailleurs, quand bien même on pourrait se flatter de les enrayer sûrement et de limiter assez vite leur intensité, ne savons-nous pas qu'ils ne sont que l'expression de lésions nouvelles en voie de formation et que plus nombreux auront été les accès de douleurs, plus anciennes seront les premières manifestations, et plus complexes, plus solides seront les adhérences que le chirurgien sera exposé à trouver lorsque des accidents graves apparaîtront un jour et lui imposeront une intervention active.

C'est dans leur jeune âge, à leur naissance même s'il est possible, quand elles auront eu à peine le temps d'apparaître qu'il faudrait aller détruire ces adhérences, elles n'opposeraient alors que peu de difficultés et de dangers ; tandis que la hernie adhérente abandonnée à elle-même voit chaque jour aggraver son état. Tout individu qui en est porteur doit se considérer comme allant d'un pas plus ou moins rapide vers des complications dont il ne soupçonne pas la gravité ; selon le jour et le lieu où elles éclateront, il sera peut-être obligé de se remettre entre des mains non suffisamment expérimentées, alors que les difficultés opératoires seront devenues très-grandes.

Il y a loin du pronostic sombre d'une telle hernie pleine de menaces, aux résultats opératoires si satisfaisants obtenus dans ces derniers temps par les partisans de la cure radicale,

même dans des cas extrêmement difficiles. Qu'il nous suffise
de rappeler les faits publiés par M. Terrier, M. Lucas-Championnière, M.Reverdin et M. Julliard. De plus, nous devons à la
bienveillance de M. Trélat et de M. Terrier de pouvoir rapporter ici quelques observations de cure radicale de hernies adhérentes dans lesquelles les difficultés opératoires ont été très-
grandes, sans que néanmoins aucune complication grave ne
soit venue entraver la guérison, les résultats ont été excel-
lents (Observ. LXIX, LXX, LXXI).

C'est désormais un devoir pour le chirurgien d'instruire
ces hernieux des dangers qu'ils courent en conservant cette
infirmité, qui gêne leur activité et altère leur santé ; il doit
leur offrir une opération qui, régulièrement faite, sur des
organes relativement sains, présente le minimum de gravité,
car entre les mains d'un chirurgien, examinant soigneusement l'état des grandes fonctions, et pratiquant véritablement
l'antisepsie, la cure radicale doit être une opération sûre.

A plus forte raison, si cette intervention est pratiquée en
dehors de toute complication à une époque où les adhérences sont jeunes, peu serrées, peu nombreuses, où les
viscères ne présentent point de lésions profondes, ni de
déformations accentuées, où l'état général est absolument
intact, le chirurgien fera alors une opération simple dans
les meilleures conditions, il pourra promettre le succès.
*Il faut pratiquer la cure radicale des hernies adhérentes
dès que l'on peut reconnaître cet état.*

CONCLUSIONS

I. — On attribue encore actuellement les accidents des
hernies adhérentes à la péritonite herniaire : c'est une
erreur.

II. — Les causes de ces accidents sont multiples, ce sont :
l'étranglement vrai par l'anneau ou le collet, et les différentes causes d'occlusion intestinale : corps étrangers
obstruant la cavité de l'intestin, compression par brides,
constriction par un orifice accidentel siégeant dans l'épiploon adhérent ou dans une néo-membrane, rétrécissement
par irritation chronique des parois intestinales ou par
rétraction d'adhérences serrées, enfin déformation par coudure brusque constituant une sorte d'éperon, de valvule
oblitérant l'intestin.

III. — Les lésions de ces hernies ont pour caractère
commun de s'aggraver sans cesse, soit d'une manière brusque, soit d'une façon lente et latente.

IV. — On observe dans ces hernies des accidents légers
récidivant fréquemment, et des accidents graves pouvant se
présenter sous deux formes principales : 1° la forme aiguë
dont la nature, les symptômes, et la marche rapide sont
ceux de l'étranglement; 2° la forme subaiguë ou lente dont

.B.   7

l'aggravation progressive et la longue durée des phénomènes sont celles de l'obstruction intestinale.

V. — Les accidents légers, auxquels on n'attache actuellement qu'une importance médiocre, doivent être envisagés sous un autre jour : ils sont, ou les prodrômes d'accidents plus sérieux, ou le signe d'une aggravation matérielle des lésions.

VI. — Les accidents graves imposent souvent l'intervention; le chirurgien se trouve alors en présence, non seulement des lésions anciennes, mais des complications nouvelles que produit l'accident lui-même.

VII. — Les opérations, pratiquées dans ces conditions, donnent de très mauvais résultats, ainsi qu'il résulte de notre travail ; cette gravité dépend de deux facteurs : la durée des accidents et l'ancienneté de la hernie.

Si, d'autre part, on met en présence ces résultats avec les succès obtenus, dans ces derniers temps, par la cure radicale pratiquée en dehors de toute complication, on est conduit :

1° A traiter par la cure radicale toute hernie irréductible par adhérences dès qu'elle est reconnue.

2° Si on n'a pas pu instituer ce traitement, à intervenir immédiatement en cas d'accidents.

OBSERVATIONS

I. — ÉTRANGLEMENT

OBSERVATION I

(Communiquée par M. BERGER.)

*Grosse hernie ombilicale étranglée comprenant le côlon
transverse irréductible par l'intermédiaire de l'épiploon
adhérent. — Opération, réduction impossible. — Péritonite.
— Mort.*

Au commencement de l'année (1886) je fus appelé à Choisy-le-
Roi par M. le Dr Vosy, pour voir une dame âgée de plus de
soixante ans qui présentait des phénomènes d'étranglement graves
dans une grosse hernie ombilicale. Celle-ci était depuis longtemps
irréductible en partie. Il y avait 5 ou 6 jours que les accidents s'étaient
déclarés, avec augmentation de volume de la tumeur et vomissements;
les premiers jours le cours des matières intestinales n'était pas interrompu et une tentative de réduction avait amené une diminution du
volume de la hernie, mais les accidents s'étaient reproduits en s'aggravant depuis trente-six heures.

La malade était obèse, et de plus le ventre était énormément distendu; le gonflement du ventre et le développement adipeux de la
paroi masquaient presque l'existence d'une hernie ombilicale plus
grosse que les deux poings, excessivement douloureuse et tendue.
Les enveloppes à ce niveau étaient minces et présentaient une coloration ardoisée, presque brunâtre; la consistance de la hernie était
irrégulière, lobulée, malgré la tension dont elle était le siège; elle
était absolument mate. L'anxiété et la souffrance étaient extrêmes;

les douleurs intolérables s'irradiaient dans les flancs ; il existait des vomissements verdâtres incessants, parfois renfermant des matières brunes.

L'acuité des phénomènes me décida à opérer sans retard ; je donnai le chloroforme, et j'incisai du premier coup les enveloppes et un sac très-mince derrière lequel se trouvait une masse d'épiploon plus grosse que les deux poings, excessivement indurée et congestionnée et fortement ecchymosée par places. En dégageant les adhérences qui l'unissaient au sac, j'arrivai jusqu'à l'orifice herniaire et je pus constater que l'épiploon adhérait de la façon la plus intime à toute sa circonférence par des adhésions extrêmement anciennes. Je divisai alors cet épiploon, non sans déterminer l'écoulement d'une notable quantité de sang mélangé à des débris graisseux et au centre même de la masse épiploïque en question je trouvai une portion d'intestin de 18 à 20 cent. de long, qui appartenait à la partie moyenne du côlon transverse. Le sac épiploïque où cet intestin était contenu présentait un collet très-étroit qui étranglait manifestement le côlon hernié ; pour réduire il me fallut faire un débridement dirigé à gauche et en haut. Je découvris alors que l'épiploon adhérent correspondait exactement à la partie du côlon engagée dans la hernie ; celle-ci était comprise dans ces adhérences mêmes de telle façon qu'elle paraissait presque fusionnée avec la demi-circonférence inférieure de l'anneau herniaire : en un mot l'épiploon gastro-côlique avait attiré la portion moyenne du côlon transverse dans la hernie et l'y avait solidement fixé par des adhérences qu'il avait contractées avec le sac. La réduction de l'intestin était possible quoique difficile en raison de la tension du ventre, mais dès qu'on abandonnait la compression sur l'orifice le côlon transverse ressortait attiré par les adhérences qui le fixaient à l'extérieur ; d'autre part on ne pouvait songer à détruire ces adhésions, l'intestin était tellement intimement uni à la paroi abdominale qu'on l'eut certainement intéressé en cherchant à l'en séparer ; on eut d'ailleurs intéressé un certain nombre de gros vaisseaux qui venaient probablement du méso-côlon et qui se distribuaient à l'anse herniée. Je me résolus donc à débrider plus largement encore pour éviter toute constriction exercée par l'anneau, à exciser après l'avoir étreint par un certain nombre de ligatures, tout ce que je pus enlever de l'épiploon hernié, car l'état où il était ne permettait pas de le conserver, encore moins de chercher à le réduire, de réduire tout ce que je pus de l'intestin, et de faire une suture exacte de l'incision en diminuant le plus possible la capacité du sac herniaire. Deux drains furent placés jusque dans l'intérieur de ce dernier ; un pansement iodoformé recouvert d'un pansement de Lister fut appliqué et une compression modérée exercée sur la région ombilicale avec un bandage ouaté.

Comme il fallait s'y attendre, la malade ne retira que peu de soulagement de cette opération, et elle mourut 5 jours après de péritonite généralisée.

OBSERVATION II

(Communiquée par M. BERGER.)

Etranglement à marche lente dans une hernie de l'S iliaque, du côlon retenu au fond d'un sac inguinal par l'insertion du mésocôlon iliaque.—Opération.— Anus contre nature. — Mort. — Autopsie.

Jean-François Mich..., journalier, âgé de 78 ans, entre le 21 juillet 1884, à la salle Després, infirmerie de Bicêtre, souffrant depuis plusieurs jours d'accidents d'étranglement à marche lente. Il est porteur d'une hernie inguinale gauche datant de trente ans et n'ayant jamais donné lieu à aucune espèce de complication.

Pendant longtemps, la hernie a été contenue avec soin par un bandage, mais depuis un temps relativement restreint, et que le malade ne peut préciser, la contention n'a été que très-imparfaite et la réduction ne se faisait plus en totalité.

22 juillet. Il y a huit jours, la réduction même partielle n'a pu se faire : deux jours plus tard la hernie devenait le siège d'une légère douleur spontanée : l'appétit se perd, la langue devient sèche, les selles se suppriment complètement. Emissions douteuses de gaz par l'anus. Apyrexie complète.

On constate aujourd'hui une volumineuse tumeur scrotale gauche, tumeur grosse à peu près comme les deux poings, pédiculée au niveau de l'anneau inguinal et irréductible à un léger essai de taxis. Cette tumeur, sans changement de coloration à la peau est indolente à la pression, elle est molle, souple, et très-peu tendue. Elle donne une sonorité très-nette à la percussion, sauf à la partie postéro-inférieure où il y a une légère matité.

Le pédicule correspond à l'anneau inguinal qui est large et semble médiocrement serré sur l'intestin. Absence de douleur et de tension au niveau du pédicule comme sur le reste de la tumeur.

Le ventre est légèrement météorisé, il y a deux vomissements alimentaires dans la journée. Pas de selles ; pas de gaz par l'anus. Le pouls est assez fort, la langue est sèche. Pas de congestion pulmonaire. Absence de phénomènes cardiaques et cérébraux. Apyrexie.

Le 23. Même état que la veille. Un léger vomissement alimentaire. Pas de selles ni de gaz par l'anus. Eructations, météorisme abdominal plus marqué. Absence complète d'alimentation, le malade ne prend qu'un peu d'eau et de vin. Administration de 45 gr. d'huile de ricin émultionnée dans une potion.

L'état général se maintient. M. Berger insiste sur les caractères physiques de la tumeur notamment sur l'absence de tension, la largeur et l'indolence du pédicule, et aussi sur le caractère torpide des accidents généraux qui sont beaucoup plus en rapport avec l'obstruction intestinale qu'avec un étranglement véritable.

Le 24 au matin. *L'état du malade s'est aggravé*, quoique la hernie n'ait pas augmenté de volume et ne soit ni plus douloureuse ni plus tendue, le gonflement du ventre a fait des progrès ; la respiration est courte et gênée ; la langue plus sèche, les forces déprimées. Il n'y a eu depuis la veille qu'un *peu de vomissement* causé par les boissons et exclusivement composé des liquides ingérés. Mais *aucun vent n'a été rendu* par l'anus, et 45 grammes d'huile de ricin émultionnée dans une potion ont été en totalité conservés.

Il y a donc une *occlusion réelle*, quoique la tumeur soit presque indolore, sa sonorité révèle la présence de l'intestin : une simple inflammation herniaire (et nous n'en observons pas les caractères), ne saurait donner lieu à des phénomènes d'arrêt aussi prononcés. La marche subaiguë, la lenteur des accidents, l'absence de vomissements et de phénomènes spasmodiques, le peu de douleur locale me font admettre un *étranglement peu serré*, portant sur un intestin *peut-être antérieurement irréductible, peut-être sur le gros intestin*, et j'émets l'idée que ce pourrait être l'S iliaque entraîné avec son mésocôlon dans la hernie, et fixé par lui au fond du sac constitué par le péritoine de la région iliaque gauche, auquel nous pourrions avoir affaire. On peut aussi penser qu'il existe une anse d'intestin adhérente ou non à une assez grande quantité d'épiploon. En tous cas, *l'expectation ne laissant comme issue probable qu'une mort prochaine* causée par la distension du ventre, la gêne de la respiration, l'absence de toute alimentation, *malgré les conditions déplorables où l'opération doit se faire*, je me décide à la pratiquer aussitôt.

Le malade s'endort sans difficulté : une tentative de réduction par le taxis faite avec douceur sous le chloroforme, nous prouve qu'il y a un obstacle effectif à la réduction siégeant à l'anneau.

Opération : Incision de 15 centimètres parallèle au grand axe de la tumeur, remontant un peu au-dessus de l'anneau inguinal externe, ligature des branches des honteuses externes ; j'arrive sur un sac lamelleux très-vasculaire que j'ouvre avec précaution en y faisant un pli. Il ne contient de liquide que dans ses parties déclives ; ce liquide est clair et transparent. *En avant l'intestin adhère légèrement au sac : c'est l'S iliaque du côlon, congestionné mais assez sain; sa surface est encore lisse; mais ses parois sont très épaissies, œdématiées, et les appendices graisseux qu'il porte, ont un volume énorme;* quelques-uns d'entre eux sont aussi gros qu'une noix, et ils sont le siège d'un œdème dur. *L'S iliaque, qui présente dans la hernie une longueur de 20 à 25 centimètres, est rattaché par son méso à toute la paroi postérieure du sac; en outre ses franges graisseuses adhèrent en plus d'un point aux parois de la cavité séreuse, et une grosse bride fibreuse doublée d'une quantité énorme de graisse, longe son bord interne et vient se fixer par son extrémité au fond du sac.* Est-ce de l'épiploon, est-ce un appendice graisseux de l'intestin? c'est ce qu'il n'est pas aisé de déterminer : cette bride est coupée entre deux ligatures.

Le collet du sac, doublant les anneaux forme un rétrécissement circulaire qui bride fortement les parties herniées ; il admet l'index, mais en le serrant fortement à la manière d'une ligature ; il exerce donc une constriction manifeste sur l'intestin. En conduisant les ciseaux sur mon doigt introduit dans les orifices, je le débride en dehors dans une étendue de 2 à 3 centimètres, et je cherche à faire rentrer l'S iliaque ; mais il est évident, après les efforts les plus multipliés, que cet intestin ne pourra se réduire de la sorte ; toutes les tentatives pour refouler son contenu dans le ventre restent infructueuses ; au contraire de nouvelles portions d'intestin sortent à chaque instant et viennent se joindre à celles qui étaient contenues dans le sac : je parviens à refouler dans la cavité abdominale ces dernières et même un peu de l'intestin primitivement hernié, mais je suis aussitôt arrêté par l'adhésion intime qui l'unit au sac, par le mésocôlon que je ne puis diviser sans priver l'intestin de ses moyens de nutrition.

Après une lutte de près d'une demi-heure, je me résous à ponctionner l'intestin ; l'aspiration n'évacue qu'une partie de son contenu qui se compose de matières stercorales liquides ; la réduction n'est pas plus aisée ensuite. En revanche la piqûre donne issue à des matières intestinales liquides qui viennent contaminer les parties environnantes.

Même auparavant, j'étais presque décidé à créer un anus contre nature ; la réduction me paraissait impossible même avec un énorme débridement qui eut plutôt permis à l'intestin contenu dans le ventre énormément ballonné de se précipiter au dehors. Quand à laisser l'intestin dans le sac sans l'ouvrir, après le débridement, ce n'eut été remédier à rien, et la pression abdominale eut bientôt forcé d'autres parties de plus en plus considérables à s'engager dans l'orifice agrandi qui se serait dès lors trouvé trop étroit. Je fis donc rentrer tout ce que je pus de l'S iliaque, puis une petite incision pratiquée sur son bord convexe me permit d'évacuer tout son contenu : alors je fixai le bout supérieur par 5 points de suture métallique, à la demi-circonférence antérieure de l'orifice herniaire (un de ces points donna issue à une certaine quantité de matières stercorales), quelques points de suture au catgut me permirent de même d'unir le bout inférieur à la demi-circonférence postérieure du collet du sac, d'ouvrir alors plus largement l'intestin, tout près de l'orifice herniaire, et j'introduisis mon doigt dans sa cavité jusqu'au travers de l'orifice herniaire. Ce ne fut pas sans peine que je parvins à trouver ainsi le chemin du bout supérieur où je sentis des amas de matières demi-solides. En le retirant je fis place à une véritable débâcle de matières liquides ; plus d'un litre certainement. Après avoir réséqué quelques franges graisseuses trop volumineuses, j'entourai ce qui restait à découvert de l'intestin avec des compresses phéniquées, et je laissai le malade se réveiller, donnant l'ordre de le réchauffer autant que possible, et de chercher à le remonter par l'administration de cordiaux.

Deux heures de l'après-midi. Le malade a rendu beaucoup de matières par l'anus artificiel. Le pouls est assez fort. Le malade « se sent beaucoup mieux qu'avant l'opération ». La température est à 37°,5.

Soir. Température 38°,5.

L'exploration digitale de l'anus artificiel fait constater la perméabilité de l'intestin.

Température de huit heures du matin, 36°.

Température de 10 heures du matin, 37°.

Le malade se plaint de la soif. On lui donne du lait et de l'eau vineuse. A une heure vomissement alimentaire. Refroidissement, Symptômes d'asphyxie. Mort à trois heures de l'après-midi.

AUTOPSIE le 27 juillet.

Plaie opératoire. — L'intestin compris dans la hernie est fixé à la plaie par des adhérences récentes principalement développées en avant et en dedans.

Ouverture de l'abdomen. — Distension énorme de l'intestin surtout du côlon transverse dont le volume dépasse le volume normal de l'estomac : ce dernier refoule le diaphragme entraînant avec lui le grand épiploon. Le côlon descendant n'est pas distendu.

Pas trace de péritonite, on trouve seulement un peu de liquide citrin dans la cavité abdominale.

L'S iliaque s'engage dans l'orifice inguinal gauche : il est fixé au pourtour de cet orifice par quelques adhérences surtout développées en avant et d'origine ancienne.

Une bride fibreuse résistante, et tendue comme une corde, s'étend de la terminaison du mésentère à l'anse herniée : tout le mésocôlon iliaque est compris dans la hernie. Le bout supérieur de l'S iliaque est vide; le bout inférieur est au contraire plein de matières. Il n'existe aucun obstacle sur l'intestin au-dessous de la hernie :

Le rectum ne présente aucune diminution de calibre indice d'une affection organique de ses parois.

Poumons. — Légèrement congestionnés. Le poumon gauche est totalement entouré d'adhérences anciennes.

Pas d'autres lésions viscérales. Le cœur est très-gras et flasque.

OBSERVATION III

(Recueillie par M. LANCRY et communiquée par M. BERGER.)

*Etranglement d'une hernie inguinale gauche depuis long-
temps irréductible par adhérence de l'S iliaque du côlon
à l'épiploon et de l'épiploon au sac. — Opération, mort;
autopsie.*

Bern..., Pierre-Alphonse, âgé de soixante-dix-neuf ans, entre le
7 septembre 1884 à l'infirmerie de Bicêtre, salle Nélaton, n° 30, dans
le service de M. Berger. Depuis sa jeunesse le malade porte une hernie inguinale gauche, depuis plusieurs années elle est devenue partiellement irréductible, sans toutefois déterminer aucune espèce d'accident.

Il y a 7 jours, elle est devenue rapidement beaucoup plus grosse
que de coutume; depuis lors l'émission des matières solides et des gaz
par l'anus a été totalement interrompue; une purgation donnée il y a
24 heures n'a amené aucun résultat, néanmoins il n'y a eu ni vomissements ni éructations; l'inappétence, et même le dégoût des aliments
sont absolus : le malade n'a pris aucun aliment depuis cinq jours.

ETAT DU MALADE le 8 septembre au matin : Ventre ballonné,
mais souple et nullement douloureux.

A gauche, il existe une hernie scrotale volumineuse, assez tendue, mais peu douloureuse. La sensation qu'elle donne au palper est
principalement celle d'une masse d'épiploon; pourtant elle est sonore
au voisinage de son pédicule qui est tendu et très-sensible. La main
perçoit à ce niveau un gargouillement manifeste.

A droite, l'on trouve une petite hernie crurale réductible.

L'état général est assez bon; il n'y a ni fièvre, ni abaissement de
la température; le malade ne semble pas affaibli;

On prescrit l'application permanente de glace sur la hernie; on
administre une potion avec 10 centigrammes d'extrait thébaïque, et
on a recours à l'alimentation liquide.

Le soir, l'état a peu changé; la hernie présente les mêmes caractères; le ventre n'est pas plus ballonné; mais des éructations fréquentes se produisent.

9 septembre. Le malade n'a pas dormi ; il accuse beaucoup de
fatigue et d'anxiété ; la langue est sèche et il y a un peu de fièvre. Le
ventre est un peu plus ballonné ; il n'y a pas eu de vomissements,
mais les éructations sont très-fréquentes et aucun gaz n'a été rendu
par l'anus. La hernie ne s'est pas modifiée.

M. Berger, craignant de laisser passer le temps favorable, en présence de ces phénomènes d'obstruction, se décide à ouvrir la hernie.

Opération. — Le 9 septembre, à neuf heures et demi du matin : le
malade est chloroformé ; puis la région inguinale et les bourses étant
rasées, M. Berger fait une incision de 12 centimètres remontant jusqu'à l'anneau inguinal externe, suivant le grand axe de la tumeur ;
il faut lier quelques branches artérielles des honteuses externes ; puis
le sac qui est fort épais est ouvert ; il s'en écoule une petite quantité
de liquide. On trouve alors une grande quantité d'épiploon adhérent
solidement au sac, et derrière lui une notable portion de l'S iliaque
(25 centimètres environ). L'épiploon est épaissi et congestionné ; il
adhère intimement au fond du sac ; il est d'ailleurs comme fusionné
avec les franges graisseuses que présente l'S iliaque, qu'il maintient
ainsi très-solidement au fond du sac. Ces adhérences sont vasculaires
et si étroites que l'on ne peut songer à détacher l'intestin de l'épiploon. Je prends alors le parti de réduire l'épiploon avec l'anse intestinale. L'anneau qui est étroit et qui cependant peut admettre le bout
du doigt est débridé en dehors, puis très-fortement dilaté au moyen
de tractions énergiques que l'on exerce sur lui avec des ciseaux courbes,
agissant sur lui comme un crochet mousse. On libère alors par une
dissection minutieuse l'épiploon de ses adhérences au sac ; les points
qui fournissent un saignement appréciable sont liés avec du catgut.
Puis le bout supérieur de l'intestin est réduit non sans difficultés ; la
réduction du bout inférieur s'opère à son tour, mais avec beaucoup plus
de peine encore ; il ne reste plus que la partie moyenne de l'anse
étranglée unie à l'épiploon ; ce dernier est réduit avec elle. On ferme
alors le collet du sac et l'orifice inguinal avec plusieurs points de
suture au catgut, mais on n'extirpe pas le sac car il paraît très-adhé-
rent aux éléments du cordon et il paraîtrait imprudent de prolonger
trop l'opération qui a duré déjà bien plus d'une heure. Un drain est
introduit dans le sac et une suture au fil d'argent est faite sur les
lèvres de l'incision des téguments et du sac. Pansement à l'iodoforme.

Le soir il y a une légère amélioration ; l'opéré a dormi. Quelques
gaz ont été rendus par l'anus, mais la tension du ventre est la même,

et les éructations continuent; le malade a pu prendre un demi-litre de lait; la toux est fréquente.

Traitement : 20 ventouses sèches sur la poitrine; extrait théaïque 0 gr. 10 à l'intérieur.

Le 10. Les émissions gazeuses continuent, le malade boit abondamment; ses urines sont abondantes et normales : mais la langue est un peu sèche, la toux est fréquente, la peau chaude ; la température est à 39°,5.

Le 11. Les phénomènes abdominaux s'amendent, mais l'état des poumons s'aggrave; le ballonnement du ventre a disparu, la langue est meilleure, mais il y a de la dyspnée et une abondante expectoration spumeuse. On réitère les ventouses et on administre à l'opéré du rhum à assez forte dose.

Le 12. L'état ne cesse de s'aggraver, bien qu'il y ait eu la veille au soir deux garde-robes solides. Il y a eu toute la nuit du délire, ce matin encore il existe une grande agitation avec carphologie; langue sèche.

Dyspnée intense; pas d'expectoration; râles abondants dans toute la poitrine; léger souffle au niveau de l'omoplate droite.

Le 13. Il y a eu de nouvelles garde-robes ; l'état du ventre est bon; mais l'état général empire : délire continuel, dyspnée et fréquence respiratoire extrêmes ; submatité des deux côtés en arrière; respiration soufflante, à droite. Gros râles dans toute l'étendue à droite.

Le pansement est renouvelé : la plaie suppure et répand une odeur fétide : à sa partie supérieure est une tache gangréneuse de la largeur d'une pièce de 5 francs ; l'un des points de suture a cédé et à ce niveau se fait un suintement assez abondant. On lave le tube à drainage, une injection phéniquée est faite dans le sac; on applique un pansement semblable au premier.

Le délire continue ; l'opéré succombe à quatre heures du soir.

Autopsie, le 15 septembre.

A l'ouverture du ventre on trouve l'intestin énormément distendu par les gaz, mais il n'existe ni liquide ni gaz dans le péritoine.

Le cœcum offre un volume considérable. Il est adhérent à la paroi abdominale antérieure (partie latérale gauche de la région sousombilicale, et région ombilicale). Il présente une perforation de 3 cent. de long sur 5 à 6 mill. de large, bouchée par les adhérences qui l'unissent à la paroi.

Pas trace de péritonite d'ailleurs ; la surface de l'intestin est assez congestionnée, mais il n'existe aucun exsudat, ni d'adhérences unissant les anses intestinales entre elles.

Au niveau de la fosse iliaque gauche on trouve l'S iliaque adhérent à la paroi. Il est maintenu là par ses adhérences avec l'épiploon qui s'unit étroitement au pourtour de l'anneau inguinal.

On reconnaît très-bien la portion d'S iliaque qui était contenue dans la hernie, elle est absolument saine, l'épiploon jadis hernié, est très-épaissi, un peu congestionné, mais ne présente pas de lésions graves.

Cette portion d'S iliaque présente la particularité suivante : Absence complète de mésocôlon le fixant à la région iliaque ; son méso qui est celui du côlon descendant, va s'attacher à la région lombaire ; l'intestin était retenu au fond du sac et est encore actuellement rattaché à l'orifice inguinal profond par les adhérences qu'il a contractées avec l'épiploon ; celui-ci passe au devant de lui comme une corde volumineuse capable de l'étrangler, cette corde adhère d'une part au coude que forme l'S iliaque jadis engagé dans la hernie et d'autre part à l'orifice herniaire. L'S iliaque dans cette position forme une sorte de pont sous lequel s'engagent les anses d'intestin grêle.

L'anneau inguinal est oblitéré par l'épiploon.

Le sac n'est pas envahi par le sphacèle qui s'est emparé des lèvres de la plaie ; il est fibreux, très-épais et présente des stigmates nombreux. Le collet est très-large, mais extrêmement fibreux. L'artère épigastrique était située en dedans de l'orifice herniaire, et le canal déférent en arrière du sac.

Le gros intestin incisé suivant sa longueur présente les caractères suivants :

Le *cœcum* est le siège d'une typhlite ancienne. A environ 10 cent. au-dessus de la valvule de Bauhin, existe une coloration de 4 cent. sur 1 ayant détruit entièrement la muqueuse et allant jusqu'à la séreuse. Par places, son fond semble n'être formé que par des adhérences qui se déchirent facilement au contact ; ce fond est recouvert par un enduit pulpeux. A 9 cent. au-dessus, se trouve une petite perforation circulaire qui était fixée par des adhérences à la paroi abdominale. Le pourtour de cette lésion présente une injection vive ; le reste de la muqueuse cœcale a une coloration ardoisée.

Poumons.— Le droit est entouré dans toute son étendue d'adhérences anciennes. Il présente une carnification de son lobe inférieur,

dont les fragments plongent au fond de l'eau (pneumonie chronique).
Le lobe supérieur est sclérosé et présente un noyau d'induration
crétacée considérable. Le gauche est fortement congestionné.

Le foie est gras.

OBSERVATION IV

(Personnelle.)

*Hernie crurale ancienne. — Etranglement. — Opération. —
Adhérences. — Réduction. — Guérison.*

Gou.., Juliette, 30 ans, domestique, entra le 21 février 1883 dans
le service de M. Berger, à la Charité.

Mauvaise santé habituelle. Il y a un an la malade s'aperçut que
dans l'aine du côté droit elle portait une petite tumeur siégeant à la
partie interne et supérieure de la cuisse, du volume d'un œuf, douloureuse seulement après fatigue, diminuant considérablement dans le
décubitus, surtout sous l'influence des cataplasmes. Il y a six mois,
après avoir ciré des parquets, sa tumeur devient très-douloureuse
et nécessite le repos et des bains. Dans les six derniers mois la tumeur
conserva le même volume, mais toujours avec quelques douleurs.
Samedi, après une discussion, la malade éprouva des douleurs plus
vives à ce niveau sans augmentation de volume.

Le dimanche même état.

Le lundi. Dans la matinée nausées, vomissements, douleurs.

Le mardi. Même état, mais augmentation de volume notable de
la tumeur. Vomissements alimentaires à peine verdâtres, une selle
dans la soirée, insomnie absolue dans la nuit. Potion calmante, reje-
tée aussitôt après avoir été prise.

Le mercredi. Vomissements à peine bilieux, douleurs, volume de
la tumeur semblable.

Jeudi matin. Vomissement dans la nuit. insomnie ; douleurs vives
dans le ventre et surtout au niveau de la tumeur. Les vomissements
n'avaient point une odeur, ni un goût très-mauvais, rien qui rappelât
les vomissements fécaloïdes. Le visage de la malade est animé, les yeux
rouges, les lèvres sèches et croûteuses, la langue blanchâtre. Il n'y
a eu aucune émission de gaz ou de matières par l'anus.

La tumeur a un peu augmenté de volume depuis la veille, elle égale à peu près le volume du poing, la peau est un peu tendue, un peu rouge à la partie externe; la palpation en est très-douloureuse; sensation d'empâtement dans le tissu cellulaire, fluctuation profonde très-nette. La percussion dénote une sonorité faible à la partie externe. Cette tumeur est indépendante de la peau, mais impossible à isoler des parties profondes; son pédicule ne peut être nettement délimité; la plus grande partie se trouve au-dessous d'une ligne allant de l'épine iliaque antéro-supérieure à l'épine du pubis, son grand diamètre est à peu près transversal. Douleur très-vive dans l'hypogastre et le flanc droit.

M. Berger porta le diagnostic de hernie crurale irréductible et étranglée. En raison du début déjà éloigné, des douleurs, des vomissements, de l'absence d'émission de matières par l'anus, la rougeur de la peau, l'œdème sous-cutané indiquant un phlegmon stercoral, on ne pratiqua point le taxis, et il fut décidé qu'on recourrait immédiatement à l'opération de la kélotomie. Comme complication il faut noter une bronchite aiguë datant d'une huitaine de jours.

Une incision à peu près transversale au-dessous du pli de l'aine mit rapidement à nu le sac de la hernie; à son ouverture, il s'écoule une quantité considérable de sérosité citrine, et au fond de la cavité on put reconnaître une anse intestinale assez volumineuse, violacée; *présentant des adhérences multiples à la partie postérieure du sac*; leur rupture détermine une hémorrhagie à la surface de l'intestin; on ne peut attirer aussitôt l'intestin au dehors pour vérifier l'état du point ou siégeait l'étranglement, après des tentatives infructueuses de réduction, il fallut débrider à la partie interne avec un bistouri; il s'écoule alors beaucoup de sérosité péritonéale; on reconnut que l'intestin était en assez bon état quoique fortement congestionné; on le réduisit et on fit la suture du sac au catgut, après en avoir réséqué une grande partie, puis la suture de la peau avec des fils métalliques. Pansement de Lister.

A 3 heures, douleurs vives dans l'hypogastre, le flanc droit et la région ombilicale. Vomissement bilieux, pas de météorisme, pas de garde-robes, toux fréquente, fatigante. Trait. 1/2 centigr. morphine en injections, glace sur le ventre et à l'intérieur.

A cinq heures, moins de douleurs, nausées, mais plus de vomissement. Trait. injections de morphine, glace.

A neuf heures, douleurs localisées à l'hypogastre et au flanc droit, mais vives seulement dans les efforts de toux. Sommeil tranquille.

A une heure, douleurs plus vives, impossibilité d'uriner, le cathété-risme donne issue à un litre d'urine environ, nausées, pas de vomisse-ments, pas de ballonnement. P. 104.

Le 23. Plusieurs vomissements bilieux; affaiblissement notable, narines pulvérulentes. Les douleurs se sont un peu amoindries mais le ventre est sensible à la pression dans toute son étendue. P. 100. Même traitement : 4 injections de morphine de 1/2 centig. chacune ; cognac glacé; 2 cathétérismes.

Le 24. Nuit assez bonne, sommeil tranquille, nausées fréquentes, vomissements bilieux rares. Douleurs bien moins vives; état général meilleur ; langue blanchâtre mais humide. La malade demande du lait et se sent faim. Le ventre est peu ballonné. Teinte subictérique de la face, P. 100.

Dans les jours suivants l'état général s'améliore rapidement et la guérison s'effectue sans présenter rien de notable.

La malade quittait le service le 25 mars, portant un bandage qui maintenait bien la hernie.

OBSERVATION V

(Communiquée par M. BERGER.)

Hernie inguinale droite intestinale, étranglée depuis vingt-huit heures. — Opération : adhérences de l'intestin. — Guérison.

Mign..., Hubert, âgé de 57 ans, est admis le 29 décembre 1879, à la salle Ste-Vierge, Charité. Il porte depuis trente-cinq ans une hernie volumineuse, généralement mal contenue, qui était sou-vent dehors mais qui se réduisait toujours facilement. Elle est sortie subitement il y a vingt-huit heures. Aussitôt se sont produits des vomissements répétés; il y a eu depuis lors absence complète de sel-les et d'émissions gazeuses, le ventre est ballonné et tendu; il y a de l'anxiété, le facies est grippé, des crampes se sont produites aux membres inférieurs, enfin il y a de la rétention d'urine (il est vrai que le malade est porteur d'un rétrécissement uréthral). Le côté droit du scrotum est volumineux, tendu, très-douloureux. Des épaississements que l'on sent à la palpation font penser que la hernie renferme beaucoup d'épiploon. Quatre tentatives violentes de taxis ont été faites en ville sans succès ; après avoir administré le chloroforme, je fais néanmoins une tentative de réduction modérée sans réussir davantage. L'opération est faite aussitôt.

Le sac est fort épais ; il renferme beaucoup de liquide fortement coloré, mais pas d'épiploon ; on y trouve *une anse d'intestin grêle complète, très-fortement adhérente au voisinage de l'orifice. Les adhérences se sont produites au niveau du bord mésentérique et quelques néo-membranes glutineuses en partent qui recouvrent la surface de l'anse ;* celle-ci, lorsqu'on l'en a dégagée, est rouge, tomenteuse et saigne au moindre contact. L'intestin a perdu toute sa souplesse ; ses parois paraissent fort épaissies. Le pédicule est très-fortement serré au niveau de l'anneau inguinal externe ; après avoir incisé celui-ci on trouve un étranglement plus serré encore au niveau de l'anneau inguinal profond. Le collet lui-même est dur et fort étroit ; on le dilate successivement avec la sonde cannelée, les ciseaux courbes, le doigt, et l'on peut réduire l'intestin sans débridement mais non, sans difficulté.

Le collet du sac est lié avec un fil de catgut : on introduit un drain dans le sac, et on fait une suture au fil d'argent. Malgré toutes les précautions antiseptiques le sac a suppuré ; l'état général néanmoins est toujours resté bon, et le malade qui était d'une indocilité extrême, guérit sans autre accident. Il sortit le 4 novembre sans avoir voulu laisser dilater son rétrécissement.

OBSERVATION VI

(Communiquée par M. BERGER.)

Entéro-épiplocèle crurale très-volumineuse avec sac épiploïque adhérent. — Kélotomie. — Mort.

Je fus appelé en février 1879 à l'hôpital de la Pitié pour une malade qui depuis 4 ou 5 jours présentait des accidents d'étranglement : vomissements alimentaires le premier jour, qui cessent bientôt pour revenir le 5e jour sous forme de vomissements fécaloïdes caractéristiques :

Développement assez notable du ventre avec douleur prononcée vers la fosse iliaque droite; depuis 5 jours pas de selles, mais peut-être quelques émissions gazeuses. La tumeur, grosse comme le poing, occupe la région crurale droite, elle est un peu remontée vers la région inguinale, mais l'orifice inguinal est libre. La hernie a une consistance pâteuse, elle est peu tendue, peu douloureuse, sans changement de coloration à la peau. La malade nous dit qu'elle était depuis longtemps irréductible.

Opération immédiate avec chloroforme, sans taxis préalable. En incisant couche par couche, on rencontre un lipôme herniaire; le sac est incisé sans que je me sois rendu compte du moment précis ; il est très-mince et ne renferme pas de liquide ; je m'aperçois tout à coup que je me trouve en présence d'épiploon fort adhérent. Je le sépare de la face interne du sac en agissant tantôt avec le doigt, tantôt avec le bistouri et je remonte jusqu'à l'anneau crural auquel il est encore très-fortement adhérent : en le décollant à ce niveau, je puis faire pénétrer mon doigt dans le ventre sans rencontrer d'intestin étranglé.

Ce n'est qu'en développant l'épiploon et en détachant les adhérences qui l'unissent au sac en arrière que je trouve *dans une sorte de 2ᵉ sac constitué, en avant par l'épiploon, en arrière par la partie postérieure du sac, ayant un orifice à part, très-étroit, limité en dehors par l'épiploon adhérent, en dedans par le ligament de Gimbernat,* une anse complète, très-serrée, très-congestionnée, mais ne paraissant pas profondément altérée.

Le débridement est difficile à cause de l'étroitesse de l'orifice ; je puis néanmoins réduire. Un tube à drainage est placé dans le sac où je retrouve l'épiploon ; suture ; pansement antiseptique humide.

Les jours suivants il se déclare un peu d'épiploïte et même un phlegmon du sac. La malade, qui avait du reste une affection cardiaque fut prise d'accidents pulmonaires, vers le 4ᵉ jour, alors que l'on croyait la guérison probable. Le ventre était en bon état et les selles avaient repris leurs cours. Elle mourut 5 jours après l'opération.

L'autopsie montra que l'intestin était sain et qu'il n'y avait pas trace de péritonite. Il existait une broncho-pneumonie généralisée.

OBSERVATION VII

(Communiquée par M. BERGER.)

*Hernie crurale droite étranglée. — Adhérences. — Opération.
— Mort.*

Un homme d'une trentaine d'années entre le vendredi 16 août 1878
à l'hôpital de la Charité ; il a l'aspect affaibli, presque cachectique
d'un tuberculeux avancé et il est atteint d'une expectoration abondante ; voici ce qu'il raconte au sujet de sa hernie :

Celle-ci serait sortie mardi soir, 13 août, sans que jamais auparavant
il eut remarqué son existence ni porté de bandage. Aussitôt il aurait
été pris de vomissements d'abord bilieux, puis presque aussitôt bru-
nâtres, fécaloïdes, qui n'ont pas cessé depuis lors. Il n'y a eu ni garde-
robes, ni gaz rendus par l'anus.

Le facies est abdominal, caractéristique, les membres sont refroidis
et paraissent amaigris ; la peau présente le phénomène de persistance
des plis (peau de grenouille) : aphonie, anurie complète, cyanose, et
crampes aux mollets. La tumeur, manifestement crurale, est petite,
marronnée, très-douloureuse, élastique, sonore. Le ventre est météorisé et sonore partout.

Opération immédiate sans chloroforme. Il faut traverser un lipôme
herniaire pour arriver à un sac très-épais, dans lequel, *sans interposition d'une seule goutte de liquide se trouve une anse
incomplète, assez adhérente à la face interne du sac par sa
surface,* très congestionnée, mais ne paraissant nullement compro-
mise. Le sac saisi avec des pinces est tendu fortement, et l'intestin
est réduit par une sorte de taxis sans qu'un débridement soit nécessaire quoique l'anneau fût fort étroit. Les vomissements ont fréquemment interrompu l'opération. On applique un pansement de Lister, et
l'on administre de l'opium et une potion de Todd.

Les vomissements cessèrent pour ne plus se reproduire ; des gaz en
assez grande abondance furent rendus par l'anus le surlendemain, le
ventre resta souple et indolore ; au renouvellement du pansement, le
8e jour, la plaie se montra belle et sans aucun suintement. Mais l'état
général ne s'aggrava pas moins : la dyspnée s'accrut ; un point de

côté apparut avec une vive douleur dans l'hypochondre droit ; l'expectoration se supprima, et malgré tous les efforts qui furent faits l'opéré
succomba le 20 au soir.

L'*autopsie* pratiquée le 22 permit de constater l'absence de toute
péritonite ; l'anse incomplète qui avait été étranglée était néanmoins
plus malade qu'on ne l'avait cru ; elle était entièrement recouverte
*d'adhérences plastiques qui l'unissaient aux anses intestinales
voisines* : elle présentait encore un sillon permanent, témoin de la
constriction qu'elle avait subie, et au fond de ce sillon quelques points
grisâtres pouvaient faire présumer la formation de petites eschares :
néanmoins les tuniques intestinales à ce niveau étaient encore très
résistantes. Les parois du sac étaient fortement agglutinées.

Il existait une double congestion pulmonaire généralisée, prononcée aux bases surtout ; le tissu pulmonaire sans plonger tout à fait,
flottait au-dessous de la surface du liquide. Des cavernes peu considérables, mais très-nombreuses existaient aux deux sommets.

Ce fait montre que les adhérences récentes que détermine
l'étranglement dans certaines hernies dont le sac ne renferme
pas de liquide, favorisent ultérieurement l'adhésion de
l'anse intestinale, réduite, avec les surfaces qui l'avoisinent
Cette considération n'est pas sans importance au point de
vue de la production des étranglements internes et des occlusions qui suivent, parfois à grande distance, la réduction
d'une hernie étranglée (P. B.).

OBSERVATION VIII

(Communiquée par M. BERGER.)

*Hernie ombilicale. — Opération. — Adhérences récentes de
l'intestin. — Mort.*

Une femme ayant à peu près atteint la cinquantaine entre à l'hôpital de la Pitié, à 4 heures de l'après-midi, le 20 novembre 1877 et
est admise à la salle St-Augustin.

Cette femme est fort chargée d'embonpoint : elle a eu 9 enfants et elle a vu se développer la hernie en question après sa cinquième couche. Cette hernie depuis 6 ans a donné lieu 5 fois à des accidents qui se sont toujours terminés sans intervention. Une seule fois, il y a 4 mois et demi, elle a dû faire chercher un médecin qui a pratiqué le taxis sans succès : le retour des garde-robes s'est fait spontanément le 4ᵉ jour. Dans aucun de ces cas il n'y avait eu de vomissements fécaloïdes, mais toujours arrêt des matières et des gaz. Il y a 5 jours pleins, la malade était assise quand elle remarqua que sa hernie était sortie sous bandage (cette hernie n'était pas complètement irréductible, bien qu'elle fut ordinairement, mais insuffisamment contenue par un bandage). Aussitôt se produisirent des vomissements qui n'ont plus cessé depuis lors, depuis il n'y a eu ni matières, ni gaz rendus par l'anus.

Les vomissements sont constitués par des matières intestinales bien caractérisées ; au-dessous de la cicatrice ombilicale est une tumeur plus grosse que le poing qui est en partie dissimulée par le développement adipeux de la paroi : l'ombilic s'enfonce en quelque sorte à sa partie supérieure ; la tumeur est très-sonore, gargouillante, tendue et très-douloureuse surtout en arrière où l'on sent un pédicule très-rénitent. Superficiellement on a la sensation lobulée que donne l'épiploon. L'état général est bon.

Appelé à huit heures du soir, je pratique aussitôt l'opération en présence de M. Kirmisson et de quelques internes.

Anesthésie. Incision verticale au-dessus de l'ombilic, comprenant toutes les enveloppes rassemblées en un pli. On arrive sur l'épiploon fortement adhérent, on l'écarte et au-dessous de lui apparaissent deux amas d'intestin un peu congestionnés, mais nullement malades. Le sac qui ne renferme pas de liquide, est des plus minces ; il est cloisonné en un certain nombre de loges par l'épiploon adhérent ; un resserrement admettant trois doigts simule un anneau large et dilatable, mais c'est en vain que l'on cherche à réduire au delà les anses intestinales : on l'incise largement et on constate que c'est une sorte de diaphragme constitué par des brides épiploïques : l'orifice réel est beaucoup plus profond ; le doigt le sent à dix centimètres de profondeur, situé directement en arrière de la hernie ; il est large comme une pièce de un franc, son bord fibreux et tranchant est très-résistant ; il donne attache en haut au repli de la veine ombilicale.

Après avoir vainement cherché à réduire l'intestin, on pratique à gauche, sur le doigt un débridement qu'il est impossible d'agrandir par des tractions : à ce moment des vomissements fécaloïdes se produisent à pleins bassins. Il faut se hâter de débrider plus largement : *on dégage une anse d'intestin profondément adhérente à l'épiploon dont la surface donne aussitôt lieu à un saignement très-abondant* ; on cherche à l'arrêter par des irrigations phéniquées froides ; mais la réduction est toujours impossible. Pour la pratiquer il faut attirer en avant avec un crochet mousse l'orifice herniaire qui cède et se laisse déprimer par les pressions, et employer une sorte de taxis forcé qui amène la rentrée de l'intestin non sans avoir provoqué beaucoup de saignement.

On panse en recouvrant la plaie de ouate phéniquée, et en établissant autour du ventre un pansement ouaté suivant les préceptes de M. A. Guérin.

La malade se réveille ; elle ne paraît pas souffrir ; on la réchauffe, mais on ne lui donne ni purgatifs, ni opium.

Tout ce que je sais des suites, c'est que l'opérée mourut le 4e jour, de péritonite. L'autopsie ne fut pas pratiquée.

OBSERVATION IX

(BARETTE, thèse de doct., page 10.)

Hernie inguinale droite étranglée. — Adhérences de l'anse herniée avec le sac.— Dissection.— Ouverture de l'intestin. — Suture intestinale. — Guérison.

X... Marie, âgée de trente-cinq ans est apportée le 12 juin 1882, à l'hôpital Necker dans le service de M. Trélat. Portant une hernie inguinale du côté droit depuis cinq à six ans, cette femme subit, il y a trois ans, des accidents d'étranglement qui cédèrent au taxis. Quelque temps après, il se forma dans la région herniaire un abcès qui s'ouvrit spontanément, et laissa couler une assez grande quantité de pus, ne présentant aucune particularité. Depuis, la malade a essayé de contenir sa hernie au moyen d'un bandage, mais celle-ci paraît n'être jamais rentrée complètement.

Dans la matinée du 11 juin, vers midi, la hernie devint plus volumineuse; la malade fit à plusieurs reprises des tentatives énergiques de taxis, qui demeurèrent infructueuses; depuis elle n'a pu aller à la selle.

Le lendemain du début de l'étranglement on constate les faits suivants : il existe dans le pli de l'aine, du côté droit, une tumeur du volume d'une petite orange; elle est tendue, douloureuse au niveau du collet, sonore dans tous ses points.

La hernie ne se réduisant pas sous l'influence d'une tentative modérée de taxis, l'opération est décidée.

Opération.— Chloroformisation difficile. M. Trélat divise la peau et des couches fibreuses épaisses; l'ouverture du sac laisse s'écouler un peu de sérosité.

L'intestin est fortement serré au collet, il présente une *adhérence fibreuse* avec celui-ci dans une étendue de 2 cent. 1/2 de longueur sur 1 cent. de largeur. Cette adhérence est ancienne, formée par un tissu blanc très-dense et très-serré.

M. Trélat essaie de séparer l'intestin du sac par une dissection minutieuse, mais l'union des deux parties est tellement intime que la paroi intestinale se déchire dans toute l'étendue de l'adhérence.

Il s'écoule un peu de liquide intestinal. On applique sept points de suture de Lembert à la soie phéniquée et l'intestin est réduit dans la cavité abdominale après débridement du collet du sac, et dissection de quelques adhérences très-petites. Résection du sac et application de deux points de suture profonde. Drain. La plaie est réunie par quelques points de suture superficielle.

Les suites de cette opératien furent très-simples, le cours des matières par l'anus était rétabli au troisième jour après l'opération ; la malade sortit complètement guérie douze jours après son entrée à l'hôpital.

OBSERVATION X

(M. BOURGUET, d'Aix. In *Mém. Soc. chir.*, 1880, p. 516.)

Hernie inguinale ancienne. — Etranglement. — Opération. — Adhérences, plaques gangréneuses.— Dissection, réduction avec fixation de l'anse. — Fistule stercorale. — Guérison.

Jeune homme de 24 ans, atteint de hernie inguinale congénitale du côté droit. Hernie irréductible depuis 15 ou 16 ans. Le 22 mai 1869,

sans cause bien appréciable, augmentation brusque de volume et en-
dolorissement de la hernie ; suppression des selles ; vomissements ;
douleurs abdominales. Aggravation graduelle de tous ces symptômes,
malgré l'administration des purgatifs par l'estomac et par la voie
rectale. Plus tard, vomissements fécaloïdes ; persistance de la constipation ; ballonnement du ventre ; absence d'émissions gazeuses par
l'anus ; altération des traits ; prostration profonde, algidité.

Opération le 25 mai. A l'ouverture du sac, on constate de nombreuses *adhérences solides et résistantes*, parfaitement organisées,
ayant tous les caractères d'adhérences anciennes fixant l'intestin et
l'épiploon à la partie postérieure et supérieure du sac. Des adhérences
semblables existent également entre l'intestin et l'épiploon. L'anse
intestinale comprise dans la hernie, longue de 15 à 20 centim.,
tuméfiée, présente au niveau du siège de *l'étranglement un petit
sillon circulaire*, et à la partie inférieure de sa convexité deux plaques gangréneuses ovalaires représentant une surface de 15 à 18 millim.
de diamètre.

L'épiploon forme une masse indurée du volume d'une petite orange.
L'étranglement siège au niveau du collet, à la hauteur de l'orifice
supérieur du canal inguinal.

Après avoir détruit les adhérences, lié, excisé une masse assez
volumineuse d'épiploon, l'intestin est réduit et fixé au moyen de deux
anses de fil de soie en face de la plaie opératoire ; il se produit une
fistule stercorale qui s'oblitère d'elle-même au bout d'un mois. Le
malade quitte l'hôpital le 33e jour.

OBSERVATION XI

(M. BOURGUET, d'Aix. In *Mém. soc. chir.*, 1880, p. 517.)

*Hernie crurale ancienne. — Etranglement. — Opération,
adhérences, dissection, réduction. — Guérison.*

Femme de 51 ans. Hernie crurale gauche datant de 15 ans, irréductible depuis 8 ans. Apparition des premiers symptômes de l'étranglement
le 21 mai 1877. Aggravation malgré une médication rationnelle ; suppression des selles depuis quatre jours ; nature fécaloïde des vomis-

sements; face grippée, commencement d'algidité; douleurs abdominales, météorisme, etc.

Opération le 24 mai. Le sac ouvert, on découvre une masse épiploïque de couleur noirâtre, très-fortement enflammée, tuméfiée, remplissant une grande partie du sac et recouvrant une anse d'intestin grêle de 8 à 10 cent. de long. Il existe des *adhérences anciennes* qui unissent l'intestin au sac et à l'épiploon. L'anse intestinale est tuméfiée au-dessous de l'anneau constricteur et présente une couleur violet foncé et un épaississement manifeste de ses tuniques. On y aperçoit des *marques de striction circulaire* sur la partie correspondant à l'anneau crural.

Destruction des adhérences avec le doigt et les ciseaux, ligature et excision de l'épiploon. Réduction de l'anse intestinale en la maintenant fixée contre la paroi abdominale. Guérison sans fistule stercorale.

OBSERVATION XII

(J. Bœckel. In *Fragments de chirurgie antiseptique*, p. 392.)

Hernie crurale étranglée. — Kélotomie, adhérences de l'intestin. — Débridement de l'arcade de Fallope nécessaire pour opérer la réduction. — Ligature du sac, Lister. — Guérison par première intention. — Récidive de la hernie.

Sœur Antonia de St-Vincent-de-Paul est atteinte de hernie crurale droite depuis 6 ans. Bandage défectueux ne contenant pas la hernie.

Le 28 juillet 1881, symptômes d'étranglement; *vomissements fécaloïdes au bout de 48 heures.*

Kélotomie le 30 juillet. Après ouverture du sac, on tombe sur un paquet d'épiploon noirâtre, en voie de mortification. Résection de l'épiploon après fragmentation en trois faisceaux, liés avec catgut.

L'anse intestinale, de 3 centimètres de longueur, est cachée au fond du sac. *Elle est adhérente au collet,* et celui-ci adhère de son côté dans tout son pourtour à l'anneau crural. Le débridement ordinaire ne pouvant s'effectuer, je fends couche par couche la partie supérieure de l'anneau dans une étendue de 1 centimètre et demi, *et cherche à décoller les adhérences.*

N'y arrivant pas, je fends la paroi abdominale jusqu'à trois travers de doigt au-dessus du ligament de Fallope. Cela me donne du jour, et j'arrive alors *à décoller les adhérences et à réduire l'intestin.* Ligature circulaire du péritoine à deux travers de doigt au-dessus du collet, après réduction de l'anse. Suture des téguments.

Le 7. Guérison définitive sans une goutte de pus. L'opérée se lève et le 16 reprend son service.

Depuis lors la hernie s'est reproduite, mais le bandage la maintient facilement.

OBSERVATION XIII

(J. BOECKEL. In *Fragm. de Chirurg. antisep., p.* 402.)

Hernie ombilicale épiploïque étranglée. — Laparotomie. — Guérison.

La nommée B.., 38 ans, entre à l'hôpital de Strasbourg le 28 décembre 1879 ; depuis trois mois elle est atteinte d'une hernie ombilicale qui acquit le volume des deux poings et occasionna bientôt de vives douleurs, des vomissements, de la constipation, et mit la malade dans l'impossibilité de vaquer à ses occupations.

Depuis trois jours, *les douleurs, les vomissements sont presque continus, la constipation, le ballonnement du ventre indiquent un étranglement.* La malade demande à être débarrassée de sa tumeur.

Laparotomie le 31 décembre. Deux incisions de 14 centim. circonscrivent la tumeur de chaque côté ; on constate qu'un volumineux paquet d'épiploon s'est engagé dans l'anneau ombilical, et qu'il se continue par un pédicule de la largeur de deux doigts avec le tablier épiploïque. *La portion herniée a contracté des adhérences avec le sac herniaire ;* on les rompt avec le doigt et le manche du bistouri. *L'extrémité terminale de la partie herniée est intimement soudée au sac,* force est de la sacrifier après ligature, et on la retranche avec tout ce qui constitue la partie herniaire. Puis on réduit l'épiploon et on suture.

Dans les jours suivants quelques vomissements, un peu de ballonnement.

Le 6 janvier. Apyrexie ; la plaie s'est désunie sur presque toute son étendue ; l'épiploon fait hernie à travers les lèvres de la solution de continuité, et a contracté des adhérences avec elles.

Le 30. La plaie est presque entièrement cicatrisée ; la malade sort le 1er mars.

OBSERVATION XIV

(BIDDER. In *Arch. für Klin. chirurg.* XVIII, 1875, p. 275.)

Hernie crurale ancienne. — Accidents. — Opération, adhérences, dissection, réduction.— Guérison.

Femme de 39 ans, elle remarque depuis un an environ dans la région crurale droite un gonflement du volume d'une noix, elle ne s'en préoccupe pas.

Au commencement de mars 1874, il survient tout à coup de violentes douleurs abdominales, suppression des selles et le 4 mars violents vomissements stercoraux. On cherche à réduire la tumeur qui semble être une hernie, mais inutilement : Le soir, vers dix heures, la patiente fut chloroformée, après l'incision de la peau, du tissu cellulaire, on arrive sur un tissu qui paraissait être l'intestin, cependant on crut qu'il pourrait bien s'agir du sac herniaire, mais on s'aperçut bientôt que c'était la paroi intestinale, car la sonde entra dans l'intestin, et par l'ouverture produite s'écoula un liquide abondant, puant, tandis que l'anse intestinale s'affaissa ; avant tout je nettoyai les parties voisines de l'orifice dont je suturai les bords avec la soie n° 3. Je m'aperçus que le doigt ne pouvait s'introduire que très-peu et seulement au niveau de la partie postérieure de cet orifice ; je fis une incision sur le ligament de Gimbernat et en introduisant mon doigt je m'aperçus que l'intestin était adhérent à l'orifice du sac par la fusion de toute sa tunique séreuse avec la partie antérieure de cet orifice : ce n'est qu'après avoir débarrassé avec le doigt l'intestin de ses adhérences que je pus réduire les anses affaissées.

Pas de phénomènes de péritonite ; un peu de suppuration de la plaie ; et au bout de peu de temps la malade put reprendre ses occupations.

OBSERVATION XV

(M. Duboué, de Pau. In *Bull. de la Soc. de chir.*, 1865, p. 276.)

Hernie étranglée compliquée d'adhérences. — Débridement. Dissection impossible. — Pas de réduction. — Guérison.

Une femme âgée de soixante ans, porte une hernie crurale depuis deux ans et ne s'est jamais servie de bandage. Il y a un an que la hernie est devenue complètement irréductible, avec douleur locale par intervalles et constipation habituelle, persistant parfois pendant cinq ou six jours. La tumeur offre bien les caractères et le siège d'une hernie crurale, mais quoique assez tendue, elle est tout à fait indolente.

Pendant ces quatorze derniers jours complets, la malade n'a pas eu une seule garde-robe et n'a pas expulsé le moindre gaz par l'anus. Ce n'est guère que cinq ou six jours après cet accroissement subit de la tumeur qu'ont apparu les premiers vomissements, et encore ces derniers ont-ils été assez rares jusqu'au douzième jour. Le taxis et divers purgatifs ont été essayés sans succès à plusieurs reprises. Le ballonnement du ventre est aujourd'hui excessif ; on entend un gargouillement très-fort dans les intestins dont les anses en se contractant se dessinent sous la peau.

L'état général est loin d'être en rapport avec cette longue durée des accidents et ne dénote pas encore une trop grande déperdition de forces. Il n'y a ni hoquet, ni face grippée.

De deux à trois heures, des vomissements bilieux de couleur vert foncé et d'une *odeur qui commence à rappeler celle des matières fécales.*

10 février. *Quinzième jour de l'étranglement,* nous prescrivons dix sangsues sur la tumeur, après avoir inutilement renouvelé quelques tentatives de taxis. Un grand bain de deux heures est donné sans plus de succès dans l'après-midi.

J'attends encore jusqu'au lendemain matin, mais, voyant que les vomissements se répètent à de plus courts intervalles et acquièrent une odeur fécaloïde plus prononcée, remarquant une notable *aggravation de l'état général,* je me décide à pratiquer l'*opération.*

J'ouvre largement le sac dont je retire deux cuillerées à bouche environ d'une sérosité rougeâtre. Je suis frappé par la grande épaisseur des parois du sac, j'arrive sur l'intestin dont je mets à découvert une surface à peine un peu plus grande que celle d'une pièce de cinq francs.

Cette surface blanchâtre est limitée par des *adhérences très-intimes avec l'intérieur du sac.* J'ai beau parcourir cette ligne d'union dans tous les sens, et nulle part je n'aperçois le plus petit pertuis qui admette l'extrémité mousse d'un fin stylet de trousse. Je cherche à disséquer en deux ou trois points, mais je ne parviens pas à la limite profonde de ces adhérences, et je renonce à poursuivre une dissection dont je ne puis pas prévoir les bornes.

En présence de ces difficultés, j'isole de mon mieux la surface extérieure du sac des tissus environnants, et je pratique sur cette surface extérieure deux petites incisions longitudinales et peu profondes, me proposant ainsi de retrouver la cavité libre du sac au delà des limites des adhérences. Mais, après avoir ainsi entamé le sac jusqu'à près d'un millimètre de profondeur et en deux points assez éloignés, je cherche en vain à faire cheminer le stylet entre ce dernier et l'intestin.

L'embarras ne faisant que croître, je veux au moins m'assurer que la cavité dans laquelle je suis parvenu est bien le vrai sac et non un kyste accidentel. Je pique légèrement avec la pointe du bistouri la surface blanchâtre dont j'ai parlé plus haut. Un jet de liquide intestinal fait bien vite cesser tous mes doutes ; c'était bien l'intestin étroitement uni au sac de tous côtés, par des adhérences anciennes et jusqu'à une hauteur tout à fait indéterminée.

Après avoir posé une ligature sur tout le pourtour de cette petite incision, je suis avec le doigt indicateur la surface extérieure du pédicule de la hernie et ne tarde pas à rencontrer un *anneau fibreux résistant qui étreint avec assez de force la portion du sac la plus rétrécie.* Je pratique alors *un double débridement sur cet anneau constricteur,* de façon à pouvoir faire pénétrer librement les deux premières phalanges presque entières du doigt indicateur ; ce débridement n'intéresse donc en aucune façon le pédicule du sac.

Je crois inutile d'insister en détail sur les suites qui sont des plus heureuses. Dix à douze heures après l'opération, arrive un vrai déluge de matières fécales, huit garde-robes dans la soirée et huit autres le lendemain. Le 16, au matin, en faisant le pansement, je vois le fil de la perforation intestinale se détacher de lui-même, sans que j'exerce la plus petite traction : il y avait juste cinq jours pleins depuis l'opération. A mesure que la plaie se ferme et que la suppuration diminue, j'assiste à une véritable rentrée chronique de la hernie, à tel point que vers les premiers jours de mars, la tumeur ne fait plus de saillie au-dessous de la peau.

J'ai retenu la malade au lit pendant plus de cinq semaines en tout et aussitôt que la cicatrice m'a paru assez solide, je lui ai fait porter un bandage qui maintient très bien la hernie. Le bandage enlevé, celle-ci reparaît bien sous l'influence d'un effort et semble même sortir de l'abdomen avec une base plus large, mais elle rentre sous l'influence d'une très faible pression, se trouve transformée en une hernie réductible d'un maintien facile et ressemble au commun des hernies crurales. J'ai revu la malade le 30 mai dernier, près de quatre mois après l'opération, et j'avais peine à la reconnaître tant elle avait repris des forces et de l'embonpoint.

Elle a remarqué une notable amélioration dans l'accomplissement des fonctions digestives et n'est plus tourmentée par le retour fréquent d'éructations pénibles ou d'une constipation opiniâtre.

Remarques. — Ce fait, donné comme cas d'étranglement, n'est-il pas plutôt un cas d'occlusion intestinale ?

OBSERVATION XVI

(M. TRÉLAT. In *Bull. Soc. Chir.*, 1863, page 480.)

Hernie crurale étranglée. — Opération. — Adhérences. — Réduction sans dissection. — Fistule stercorale. — Guérison.

M. Trélat opéra, le 17 août, une femme de 40 ans environ, atteinte de hernie crurale étranglée depuis deux jours. Le sac contenait un peu de liquide et une anse intestinale, rouge sombre, tendue, du volume d'un gros marron, le pédicule était *étroitement serré*.

Après débridement on put voir que l'anse intestinale, dans toute sa longueur était saine, excepté en un petit point de couleur gris terne.

mais elle semblait retenue vers son côté interne dans la profondeur du canal crural ; c'était des *adhérences profondes, ne déterminant aucun étranglement*, mais ayant pour résultat de maintenir dans le fond de la plaie une très-petite portion d'intestin. Un moment j'hésitai me demandant s'il ne fallait pas opérer la réduction malgré ces adhérences, mais comme rien ne faisait obstacle au cours des matières, tandis que, en essayant de détruire ces *adhérences que je ne pouvais voir*, je m'exposais à des accidents incertains, peut-être même à déterminer une perforation de l'intestin, je me décidai à laisser les choses en l'état qui suit : étranglement levé, intestin réduit. Le neuvième jour une fistule stercorale s'établit, elle guérit avant un mois.

OBSERVATION XVII

(GOYRAND, d'Aix. In *Clinique chirurgicale*, page 329.)

Hernie crurale étranglée. — Kélotomie. — Adhérences. — Guérison.

Femme de trente ans, affectée d'une hernie crurale droite ancienne qu'elle n'a jamais cherché à contenir. Prise dans la nuit du 9 au 10 juillet 1840 des accidents d'étranglement.

Kélotomie le 11. *Adhérences celluleuses générales entre le sac et l'intestin*, par conséquent pas de sérosité dans le sac. Je détruis autant que possible ces adhérences par la dissection, *l'étranglement est très-serré* ; une portion d'épiploon hernié adhère intimement à l'intestin ; j'incise. Je cherche à attirer au dehors l'intestin ; mais *un des bouts, fixé par des adhérences au collet du sac ou au-dessus*, résiste. Je réduis l'intestin avec l'épiploon qui lui adhère. La hernie a tendance à ressortir ; cependant je rapproche les bords de la plaie, et je fais le pansement.

Un moment après l'opération, la malade sent ressortir l'intestin ; j'enlève l'appareil et reconnais qu'en effet la hernie est ressortie ; je réduis de nouveau, et j'engage une compresse fine entre les bords de la plaie ; spica serré. Dans la soirée, la malade va à la selle, et cinq jours après, elle était convalescente. La plaie s'est cicatrisée en 22 jours.

OBSERVATION XVIII

(SCARPA, 11ᵉ *Mémoire*, § XXXIII.)

*Hernie inguinale étranglée. — Débridement. Abandon de
l'anse herniée dans la plaie.*

Un religieux, âgé de 50 ans, avait depuis sa jeunesse une hernie
scrotale du côté gauche, pour laquelle il n'avait jamais porté de bandage, quoique dans ces derniers temps, il éprouvât des coliques
presque continuelles. Comme il faisait un effort considérable pour lever un fardeau, sa hernie augmenta tout à coup de volume et s'é-
trangla. L'intensité des symptômes me détermina à entreprendre sans
délai l'opération, après avoir fait cesser l'étranglement par l'incision
de l'anneau et du cul-de-sac herniaire, je parvins facilement à réduire une portion *d'anse intestinale qui était descendue récemment dans la hernie* ; mais lorsque je voulus faire rentrer le reste,
je trouvai l'intestin adhérent d'une manière si intime à la paroi postérieure du sac herniaire, environ un pouce au-dessous de l'anneau
inguinal, qu'il eut été impossible de le séparer sans courir risque de
l'entamer. Alors abandonnant toute tentative de réduction, je me con-
tentai de couvrir l'intestin avec les côtés du sac herniaire, et d'appliquer sur la plaie des compresses d'eau tiède. Les symptômes de
l'étranglement disparurent aussitôt après l'opération et au bout de
quelques heures, le malade eut d'abondantes évacuations.

Le neuvième jour, la portion d'intestin qui restait encore au dehors
était couverte de granulations rougeâtres ; trois jours après elle avait
disparu et s'était cachée derrière l'anneau. Enfin trois semaines après
la guérison était parfaite, *il ne restait plus trace de tumeur.*

OBSERVATION XIX

(A. COOPER, p. 236.)

Hernie adhérente étranglée. — Opération. — Mort.

J. Bridgland, âgé d'environ 45 ans. Il y a environ dix-huit mois, il
lui survint une hernie gauche, *il porte constamment un bandage.*

Dans l'après-midi du 4 février, la hernie se reproduisit, tous mes efforts pour la réduire furent sans succès. Le taxis n'était pas douloureux.

D'après la sensation que la tumeur donnait au toucher, et d'après son aspect, j'avais conçu l'espoir qu'il s'agissait seulement d'une hernie épiploïque. Mais comme les symptômes augmentaient d'intensité, et qu'il n'y avait aucune selle, il me parut très probable que l'intestin faisait partie de la tumeur. Cependant au bout de 36 heures les symptômes se modérèrent.

Le lendemain, je trouvai l'état du malade beaucoup plus alarmant; dans les derniers vomissements, il avait rejeté une petite quantité d'un liquide couleur café; ces circonstances déterminèrent à pratiquer l'opération à l'instant même.

Le sac herniaire étant alors mis à nu, une petite ouverture fut pratiquée vers sa partie inférieure; il s'en échappa au même instant un paquet graisseux que je pris pour l'épiploon; mais en continuant la division du sac jusqu'à un demi-pouce de l'anneau, je reconnus le côlon dans un état de distension et d'inflammation intense; il était enveloppé dans une poche que lui formait de toutes parts le mésocôlon, excepté dans la portion comprise entre le côlon et l'anneau inguinal.

D'après cette disposition, il est évident que le mésocôlon était descendu avant le côlon.

Comme je ne pouvais introduire qu'avec peine le bout du doigt dans l'étranglement, je m'efforçai mais sans succès, de vider l'intestin distendu. J'introduisis alors un bistouri boutonné entre le sac et l'aponévrose, et je divisai l'étranglement. L'intestin était alors délivré de toute constriction, je trouvai que *toute la partie postérieure du mésocôlon déplacé adhérait au sac herniaire assez solidement pour faire, en quelque sorte, corps avec lui*. Un examen attentif me fit découvrir que ces adhérences se continuaient dans la cavité abdominale, au delà du point où le doigt pouvait atteindre. Elles s'étendaient à quatre pouces au-dessus de l'anneau, et dans toute la longueur du sac. Je cherchai à réduire l'intestin isolément, mais ses connexions avec le mésocôlon rendirent ces tentatives infructueuses. Que fallait-il faire ? la *solidité des adhérences* ne permettait pas d'essayer de séparer le mésocôlon du sac, car à chaque coup de bistouri j'aurais couru le danger de blesser ou l'intestin ou le cordon spermatique, ou même tous les deux, et d'ailleurs les adhérences se continuant dans l'abdomen, mes tentatives seraient restées sans résultat. Je me décidai donc à réduire le sac avec son contenu. Pour y parvenir, il fut nécessaire d'agrandir l'ouverture, et encore cette réduction ne se fit-elle point sans difficultés. Au même moment, le malade fut pris d'un vomissement abondant, d'un liquide noirâtre et grumeleux. Les parties se déplacèrent de nouveau, et furent réduites immédiatement. La plaie fut pansée, et le malade replacé dans son lit. Le retour du vomissement reproduisit encore la hernie quoiqu'un aide appliquât la main avec force sur la région inguinale, il devint bientôt évident qu'il n'y avait rien à espérer. Les vomissements se renouvelèrent de cinq en cinq minutes. Le malade devint bientôt insensible, rendit beaucoup de vents, eut une selle peu abondante et très-fétide, s'affaissa graduellement et mourut 48 héures après l'opération.

OBSERVATION XX

(A. COOPER, page 275.)

Hernie crurale ancienne. — Accidents. — Opération. — Adhérences de l'intestin au collet. — Réduction. — Guérison.

Une malade nommée Bispham, portait depuis plusieurs années une hernie fémorale, qui devint très douloureuse, sans que cependant le cours des matières s'interrompît, et la força de garder le lit à cause de la vive douleur qu'elle éprouvait lorsqu'elle cherchait à appuyer le pied sur le sol. Après que la malade eût resté plusieurs jours dans cet état, je la vis et je fis, mais en vain, plusieurs tentatives de réduction. Huit jours après, la douleur et l'impossibilité des mouvements persistant, je conseillai l'opération, qui fut pratiquée par M. Holt ; lorsque le sac eût été ouvert, on trouva une *petite portion d'intestin adhérent solidement à l'entrée du sac* et fortement enflammée, mais non gangrénée. Cette partie étranglée était constituée par une portion si petite de la circonférence de l'intestin, que la cavité de ce dernier offrait encore un libre passage aux matières ; aussi cet étranglement partiel n'avait-il produit aucune constipation.

Mais cette petite portion se trouvait douloureusement comprimée par les efforts que la malade faisait pour mettre la cuisse dans l'extension, ce qui rend compte de l'impossibilité où elle était de se mouvoir. M. Holt détruisit, avec beaucoup de soin, les adhérences, et replaça l'intestin dans l'abdomen ; la plaie était guérie le dixième jour.

OBSERVATION XXI

(A. COOPER, page 250.)

*Hernie ancienne. — Etranglement. — Opération.
Adhérences. — Réduction. — Guérison.*

Il s'agissait d'une hernie scrotale irréductible chez un jeune homme de 23 ans. Depuis cinq ans la hernie n'avait jamais été complètement réduite. Dans l'opération, la première ouverture que l'on pratiqua au sac, laissa écouler une quantité considérable de sérosité.

La hernie était formée par une anse de l'intestin grêle ; entre cette anse intestinale et la surface interne du sac, existaient des *adhérences résistantes*, qui nécessitèrent une *dissection longue et difficile.*

L'intestin, la partie inférieure du sac, et la partie supérieure de la tunique vaginale, étaient agglutinés en une masse commune. Il y avait aussi, vers le collet du sac, *des adhérences très solides* ; cependant après une dissection convenable, l'intestin fut enfin déplacé. L'étranglement remontait à quelque distance au-dessus de l'anneau.

Le troisième jour le scrotum se tuméfia et devint très douloureux.

Le quatrième jour ; il continua à augmenter de volume, et les sutures partirent.

Le cinquième jour dans la soirée, il sortit de la plaie environ trois onces de pus, la suppuration alla en diminuant jusqu'à l'apparition de bourgeons charnus. Alors la cicatrisation marcha rapidement et depuis il n'y a point eu de récidive.

OBSERVATION XXII

(A. COOPER, page 277.)

Hernie ancienne en partie irréductible. — Accidents d'étranglement. — Débridement de l'anneau sans ouverture du sac. Réduction partielle. — Guérison.

Charles Bege..., âgé de 54 ans, entra à l'hôpital de Saint-Thomas, le vendredi 4 février pour une hernie étranglée. Cette hernie qu'il portait depuis sa plus tendre jeunesse, avait toujours été *réductible, mais non en totalité.*

Le lundi 31 janvier, pendant que le malade était à son travail, la hernie cessa d'être réductible. Presque aussitôt, il fut pris de coliques et de vomissements.

1er février. Augmentation de tous les symptômes ; selles très peu abondantes, le malade n'éprouva aucun soulagement de ces évacuations. Les jours suivants, les symptômes allèrent en s'aggravant, jusqu'au moment où le malade rentra à l'hôpital.

La tumeur était énorme, et s'étendait jusque vers le milieu de la cuisse ; le malade avait des nausées, vomissait par intervalles et n'avait pas eu de selles depuis le mardi. On fit en vain plusieurs tentatives de réduction. L'état du malade ne permettait pas d'espérer que l'on put lui sauver la vie sans pratiquer l'opération.

Je pratiquai une incision de trois pouces de longueur, immédiatement sur l'anneau inguinal ; je fis glisser une sonde cannelée au-dessous de l'anneau inguinal entre cet anneau et le sac. Je divisai cet anneau. J'introduisis ensuite le doigt, et sentant quelque résistance due au muscle transverse, conduisis le bistouri sur la sonde jusque dans ce point ; après ce second débridement, j'eus la satisfaction de voir qu'une pression légère suffisait pour *faire rentrer dans l'abdomen toute la partie non adhérente* de la hernie ; cette partie fut, en effet, réduite avec un gargouillement aussitôt que j'eus appliqué la main sur la tumeur. Le malade éprouva promptement du soulagement. Les bords de la plaie furent rapprochés et on le plaça dans son lit.

Seize heures après l'opération, tous les symptômes d'étranglement avaient disparu. La plaie était à peine douloureuse.

OBSERVATION XXIII

(A. COOPER, page 277.)

*Hernie ancienne irréductible. — Etranglement. — Débride-
ment sans réduction. — Péritonite. — Mort.*

M. Johnson, chirurgien, me fit appeler pour une de ses malades,
âgée de 68 ans, qui portait depuis longtemps une hernie ventrale
irréductible, d'un volume énorme ; cette hernie s'était étranglée.
Diverses tentatives de réduction ayant été faites sans succès, on
proposa l'opération, qui fut acceptée par la malade. A l'ouverture du
sac, on trouva *l'épiploon et l'intestin adhérents entre eux,
ainsi qu'aux parois du sac,* de telle sorte que la réduction était
tout à fait impossible.

Le sac lui-même était trop vaste pour pouvoir être décollé des
téguments qui le recouvraient, et replacé dans l'abdomen. Je me
repentis donc d'avoir ouvert le sac. *Je détruisis l'étranglement
et je fermai le sac.*

Les vomissements et la douleur abdominale cessèrent aussitôt, et
le cours des selles se rétablit. Toutefois, le jour suivant, l'inflammation s'empara des téguments et du sac, l'abdomen devint très
douloureux, et la malade mourut trente-sept heures après l'opération.
Si, dans ce cas, j'avais opéré sans ouvrir le sac et en me bornant à
dilater l'étranglement, la vie de la malade aurait été probablement
conservée.

OBSERVATION XXIV

(A. COOPER, page 278.)

*Hernie ancienne irréductible. — Etranglement. — Opéra-
tion. — Débridement sans réduction à cause des adhérences. — Guérison.*

Un ouvrier, âgé de 60 ans, me fit appeler. Quand je le vis, il
présentait tous les symptômes d'une hernie étranglée; d'après son

récit, cette hernie était irréductible depuis de nombreuses années. C'est, autant qu'il m'en souvient, la plus volumineuse hernie que j'aie jamais vue. Je tentai les moyens les plus ordinaires de réduction, mais ce fut sans succès et il fut nécessaire de recourir à l'opération. Au moment où le sac fut ouvert, une masse considérable d'intestin, et une petite portion d'épiploon se présentèrent tout à coup. *L'étranglement étant divisé*, j'essayai de réduire l'intestin, mais je trouvai des *adhérences si étendues*, à cause de l'ancienneté de la hernie, que je ne crus pas devoir chercher à les détruire. Le volume de la hernie était tel, qu'on ne pouvait rapprocher assez les téguments pour recouvrir l'intestin qui, par conséquent, resta à nu dans le sac. Dans cet état, on replaça le malade dans son lit en recouvrant l'intestin avec de la charpie.

Contre toutes mes prévisions, les symptômes s'améliorèrent rapidement et il y eut des selles naturelles.

La plaie se cicatrisa rapidement et en moins d'un mois le malade reprit ses occupations ordinaires.

OBSERVATION XXV

(A. COOPER, page 296.)

Hernie inguinale. — Accidents d'étranglement. — Opération. — Adhérences. — Dissection. — Débridement. — Réduction. — Guérison.

Le 12 juillet, au matin, je fus appelé près de M. P..., qui avait une hernie étranglée, pour la réduction de laquelle on avait fait des tentatives réitérées, mais sans succès. L'étranglement durait depuis trente-six heures, j'examinai aussitôt la tumeur, et je tentai la réduction, la hernie était une entérocèle. Je proposai l'opération comme la seule chance de salut. Rien, dans l'état du sac, ne décelait la présence d'un liquide, ce qui me fit penser que des adhérences s'étaient établies.

Nous trouvâmes des symptômes de la gangrène de l'intestin, je procédai à l'opération. Le sac fut disséqué avec beaucoup de précaution ; mais lorsqu'on l'eut ouvert, on n'y trouva aucune trace de liquide. L'intestin était altéré dans sa couleur, mais non gangrené. L'anse intestinale avait huit pouces de longueur ; *le sac lui adhérait étroitement de toutes parts.*

Les adhérences ayant été disséquées avec soin, je procédai immédiatement au débridement de l'anneau ; mais à ma grande surprise, il ne me fut pas plus possible de réduire qu'auparavant.

Les adhérences s'étendaient tellement loin, que je fus obligé de *prolonger mon incision.* Ce fut seulement alors, qu'avec beaucoup de précaution et non sans quelques difficultés, je parvins à réduire. On administra un purgatif qui détermina plusieurs selles pendant la nuit. Le lendemain, le malade était gai et sans douleur. L'amélioration alla en augmentant, et le 2 septembre la plaie était parfaitement cicatrisée.

OBSERVATION XXVI

(A. COOPER, page 341.)

Hernie ombilicale ancienne. — Accidents. — Mort. — Etranglement dans un diverticule du sac. — Adhérences générales.

Une femme, âgée de 48 ans, portait une hernie ombilicale, irréductible, très volumineuse ; le 21 août, elle fut prise de symptômes de l'étranglement.

Je vis la malade à dix heures ; la tumeur était très dure et très volumineuse. Avant de faire des tentatives de réduction, j'administrai deux lavements de tabac.

La tumeur était tellement douloureuse à la pression, et à chaque tentative les cris de la malade étaient si violents, enfin celle-ci opposait tant de résistance, qu'il fut impossible de prolonger assez les efforts de réduction pour pouvoir atteindre le résultat désiré.

La malade passa la nuit dans un état effrayant, je n'ai jamais observé dans les symptômes une intensité pareille.

Le 22 août, à sept heures et demie du matin, la peau qui recouvrait la tumeur était déjà atteinte de gangrène. Tous les autres symptômes persistaient avec la même intensité. Dans un tel état de choses, l'opération n'offrait aucune chance de salut. Je me bornai donc à prescrire des fomentations sur la tumeur et l'opium à l'intérieur.

La malade ne survécut que dix-sept heures et demie après le début de l'étranglement.

Autopsie. — La tumeur contenait une grande partie du côlon; vis-à-vis l'ombilic, dans le lieu où s'était montré la gangrène de la peau, existait un *petit sac, isolé* de la cavité générale du sac, et dans lequel une portion distincte du *côlon avait été étranglée* et avait subi un changement de couleur beaucoup plus marqué que celui qu'avait subi la portion considérable du côlon renfermé dans le sac.

Sur les côtés du sac herniaire, existaient plusieurs sacs plus petits qui donnaient à son ensemble une grande ressemblance avec la forme d'un melon. *L'intestin adhérait à toute la surface interne du sac.*

OBSERVATION XXVII

(A. COOPER, page 346.)

*Hernie ombilicale ancienne. — Étranglement. — Opération.
— Adhérences. — Débridement sans réduction. —
Guérison*

Une femme, âgée de 44 ans, fit appeler M. Hunter le 18 mars. Elle n'avait point de selle depuis trois jours, et avait été prise d'une violente douleur qui avait son siège au niveau de l'ombilic.

Elle portait depuis longtemps une hernie ombilicale irréductible. Elle avait des vomissements fréquents et de violentes douleurs dans l'abdomen.

Le samedi 19, je fus appelé parce que le même état persistait. La tumeur était tendue et douloureuse; mais après une pression très forte et très prolongée, il me sembla qu'elle était devenue un peu plus molle.

Le même jour, la malade souffrait moins, mais elle n'avait pas eu de selles. A onze heures du soir, la douleur ayant augmenté, elle me fit appeler; elle n'avait point encore eu de selles, la tumeur était sensible au toucher et l'abdomen douloureux à la pression.

Comme il devenait évident que l'inflammation s'étendait à l'abdomen, je proposai l'opération.

Le sac étant mis à nu, j'y pratiquai une petite incision, et j'aperçus l'intestin qui adhérait à sa surface interne ; je ne trouvai pas de liquide dans le sac, quoique l'intestin n'adhérât pas généralement, je passai le doigt le long de la surface de l'intestin, jusqu'à l'orifice du sac, et je trouvai que je pouvais le glisser jusque dans la cavité de l'abdomen, quoique avec difficulté, mais sans dilater l'orifice.

Me guidant sur ce doigt je conduisis un bistouri boutonné dans l'orifice de la hernie, et je dilatai celui-ci assez pour que les intestins fussent délivrés de toute compression. Mais l'*intestin était adhérent à la surface interne du sac*, de telle sorte qu'il aurait fallu pratiquer une large ouverture et se livrer à une dissection très longue, je laissai l'intestin adhérent.

Le dimanche 20, à dix heures du matin, la douleur de l'abdomen avait disparu ; il y avait eu une selle, trois quarts d'heure après mon départ, et, depuis ce moment, les évacuations alvines s'étaient renouvelées plusieurs fois.

Le 15 juin, la malade était parfaitement rétablie.

OBSERVATION XXVIII

(A. COOPER, page 317.)

Epiplocèle ombilicale étranglée. — Opération, adhérences,
débridement, réduction. — Péritonite. — Mort.

Le 25 mars, je fus appelé auprès de Mme W... qui avait une hernie ventrale étranglée depuis la veille.

Le lundi, je trouvai une hernie, ayant à peu près le volume du poing, située sur la ligne semi-lunaire. Après de longues tentatives, je parvins à réduire cette hernie et j'appliquai, pour la maintenir, le bandage que portait habituellement cette dame. Ce bandage étai usé.

Je fus surpris d'être appelé pour la même malade, dans l'aprèsmidi du même jour, mais j'appris que la hernie s'était reproduite immédiatement après mon départ, parce que la malade était sortie de son lit ; ayant essayé, mais sans succès, de réduire la hernie, nous décidâmes que l'opération devait être faite, d'autant mieux que les symptômes étaient très pressants. Le sac étant ouvert, laissa voir *l'épiploon qui avait contracté des adhérences avec toute la surface interne du sac.* L'ouverture de communication du sac avec l'abdomen fut difficile à trouver à cause des adhérences qu'avait contractées l'épiploon, mais un bistouri boutonné ayant été glissé avec précaution dans l'ouverture du sac, *on divisa l'étranglement.* L'épiploon fut réduit dans la cavité abdominale ; les téguments furent rapprochés, et la plaie étroitement fermée.

Après l'opération, la malade eut plusieurs selles, et tout faisait présager une terminaison heureuse, lorsque, dans la journée du mardi, elle fut prise d'éructations fréquentes, de vomissements répétés, de constipation absolue, et en même temps d'un accroissement de la douleur abdominale, ce qui annonçait l'invasion d'une péritonite. Le jeudi matin la malade expira.

OBSERVATION XXIX

(A. Cooper, page 290.)

Hernie ancienne. — Etranglement. — Opération, adhérences de l'intestin, dissection, réduction. — Mort.

Un ouvrier, âgé de 37 ans, entra à l'hôpital de Guy, le samedi 27 juillet à 4 heures, offrant les symptômes d'une hernie étranglée.

Le mercredi précédent, il avait été pris d'une vive douleur dans l'abdomen, de nausées et de vomissements. Au moment même de l'invasion de cette douleur, il avait eu une selle abondante, il en avait eu une seconde très peu abondante le jeudi, et il était resté dans un état de constipation absolue. A partir de ce moment les vomissements étaient devenus très fréquents.

A son entrée le malade accusait de la douleur dans l'abdomen, il vomissait très abondamment un liquide jaunâtre d'un goût et d'une odeur également désagréables, d'une amertume très prononcée et qui était manifestement fécal.

On prescrivit un bain chaud, après quoi le taxis fut essayé, mais sans succès. L'affaiblissement était excessif. A onze heures et demie, douleurs de l'abdomen au niveau des insertions du diaphragme, besoin d'aller à la selle sans aucune évacuation, nausées fréquentes, vomissement d'une petite quantité de liquide amer et fétide exhalant une odeur fécale.

A une heure, le malade fut amené à la salle des opérations.

On mit à nu, et on pinça le sac à sa partie antérieure et inférieure dans l'intention d'en saisir une très petite partie sur laquelle on aurait pratiqué une ouverture, mais on ne put y réussir, parce que l'*intestin adhérait étroitement de toutes parts à la surface interne du sac*. On fit plusieurs essais dans différentes parties du sac ; mais on trouva que partout l'intestin lui adhérait solidement. On fit alors des tentatives pour réduire sans ouvrir le sac ; elles furent encore sans succès, enfin on attira en bas la hernie en masse et on reconnut d'une manière distincte le lieu de l'*étranglement*. On parvint alors à pincer avec les ongles, une petite portion du sac, à la partie supérieure et externe, près de son col. Dans ce point, en raclant doucement, on fit une petite ouverture qu'on dilata dans une étendue d'un demi-pouce : c'était le seul point où les parties contenues dans le sac n'adhérassent pas étroitement à sa surface interne ; on parvint alors à détruire les adhérences avec quelques précautions, quoique l'intestin fut étroitement adhérent à la partie antérieure du sac.

On apporta un soin particulier à réduire l'intestin.

Le malade, ayant été reporté à son lit, éprouva un mieux être marqué ; on lui fit aussitôt une saignée et dans les heures suivantes on lui administra purgations et superpurgation, jusqu'à ce que les selles se rétablissent ; mais celles-ci devinrent abondantes et se répétèrent, le malade tomba dans un état de faiblesse extrême, et présenta tous les symptômes d'un état cholériforme grave ; il s'éteignit graduellement dix heures après l'opération.

II. — COMPRESSION PAR BRIDES
ORIFICES ACCIDENTELS OU TUMEURS VOISINES

OBSERVATION XXX

(M. Sevestre. In *Bull. Soc. anat.*, 1873, p. 275.)

Hernie très ancienne irréductible.— Accidents. —Opération.
Etranglement par bride.

En 1868, dans le service de M. Demarquay, entra un homme atteint d'une grosse hernie inguinale, très ancienne, maintenue ordinairement par un suspensoir.

Pour la première fois quinze ans après son apparition, elle devint
le siège de douleurs qu'accompagnèrent des vomissements et une
constipation opiniâtre. Plusieurs tentatives de taxis furent faites, qui
n'amenèrent qu'une réduction partielle de la tumeur, et on put alors
constater que l'orifice par lequel se faisait la hernie admettait facilement les deux doigts. On crut qu'on avait affaire à une péritonite
herniaire.

Cependant le *sixième jour* presque in extremis, on se décida à
faire l'opération et on ne trouva d'agent d'étranglement que dans le
sac. Les *anses intestinales*, faisant partie de la hernie, *étaient
adhérentes entre elles.* En séparant les plus superficielles, on remarqua que l'*une d'elles était étranglée par une bride* transversale
très résistante dont les deux extrémités étaient insérées sur la paroi
du sac.

La réduction complète de la hernie devint facile aussitôt la section
de cette bride.

OBSERVATION XXXI

(W.-M. Berry, In *Med. Press and Circ.*, 1884, p. 512.)

*Hernie crurale ancienne. — Accidents. — Opération,
adhérences de l'intestin, réduction. — Guérison.*

Je fus appelé le 5 avril pour Mme H..., âgée de 42 ans. Elle
souffrait depuis plusieurs années d'une hernie fémorale droite et l'avait
eue étranglée deux ou trois fois déjà, mais toujours le taxis avait
réussi.

Le 2 avril, sa hernie descendit tout à coup et lui causa une grande
douleur; elle se mit à vomir.

Quand je la vis le 5, elle souffrait encore beaucoup et vomissait dès
qu'elle prenait quelque chose; elle avait eu une très petite selle la
veille, mais les symptômes n'avaient pas diminué. Les vomissements
ont une odeur aigre, mais pas fécaloïde. Le taxis échoue. Elle refuse
l'opération.

Le 6, elle est dans le même état; l'opium ne la soulage pas. Vomissements.

Opération, sous le chloroforme, le taxis ayant encore échoué. Avant
l'ouverture du sac je pensais que l'étranglement venait du ligament
de Gimbernat, je l'incisai, mais l'intestin ne se réduisit pas, j'ouvris
le sac; l'intestin ne parut pas très congestionné, et je reconnus que
*l'obstacle était produit par de nombreuses et vieilles adhé-
rences*, que je brisai avec le doigt; puis je réduisis l'intestin avec
quelques difficultés. Suture, pansement au coton hydrophile. Opium.
Guérison en 10 jours.

OBSERVATION XXXII

(M. ROUHIER. In *Bull. Soc. chir.*, 1862, p. 86.)

*Hernie enflammée sans étranglement. — Opération. —
Adhérences. — Guérison.*

Un homme âgé de 70 ans, porteur d'une hernie inguinale gauche
ancienne, volumineuse et demeurée depuis longtemps sans réduction
est pris de coliques, de nausées, de vomissements, de ballonnement
du ventre et de constipation. Ces accidents se développent lentement,
sans acuité.

Je ne vois le malade qu'au bout de huit jours, la tumeur herniaire
est tendue, peu douloureuse, peau normale. Un engouement est dia-
gnostiqué et les moyens usités en pareil cas sont mis en usage : ils ne
réussissent pas : les accidents s'aggravant *j'opère, dix jours après
leur début.*

L'incision du sac amène la *sortie d'un pus grumeleux* d'odeur
fétide, dont la quantité équivaut à *un verre environ.*

Les parois du sac sont très épaisses et se relient par de *nombreuses
adhérences à l'intestin* dont les traces d'inflammation sont évi-
dentes mais qui n'offre *pas d'autre altération.*

Le volume des anses herniées est assez considérable *elles n'ont
pas subi de constriction;* il n'y a pas de *débridement à faire,*
les orifices sont libres.

Les anses herniées sont fortement distendues par des gaz; une
pression méthodique n'en refoule qu'une partie seulement, le malade
en rend quelques-uns.

Il ne faut pas songer à la réduction de l'intestin, les parois du sac
sont simplement rapprochées ; pansement à la charpie cératée, spica,
quelques matières sont alors rendues par l'anus; le lendemain quatre
selles.

Le malade se rétablit conservant sa hernie.

Remarques. — Dans ce cas que signifie engouement? Les
anses intestinales sont distendues par des gaz ; on évacue

simplement une collection purulente ; on ne rentre pas l'intestin, et aussitôt le malade rend des gaz et même des matières, l'inflammation n'a cependant pas eu le temps de disparaître subitement ainsi. Il faut donc qu'on ait enlevé un obstacle aux cours des matières, et n'est-ce pas cette collection purulente limitée par les adhérences anciennes qui pressait sur l'anse intestinale voisine et en effaçait le calibre ?

OBSERVATION XXXIII

(A. COOPER, p. 250.)

Etranglement par l'épiploon adhérent.

J'ai rencontré un cas, dans lequel, cherchant à réduire l'intestin, après avoir divisé le rebord de l'anneau abdominal, j'éprouvai une résistance considérable. Ayant examiné l'intestin plus attentivement, je m'aperçus que la circulation était suspendue dans ses vaisseaux. J'explorai alors l'épiploon, et je reconnus qu'il entourait l'intestin, et qu'il adhérait à la partie postérieure du sac. Je le divisai avec un bistouri et l'intestin ainsi dégagé, fut facilement réduit.

OBSERVATION XXXIV

(LOUIS. In *Mémoires de l'Académie royale de chirurgie*, t. IV, p. 274.)

Accidents dans une vieille hernie inguinale. — Adhérences.

Un vieil infirmier invalide, nommé la Jeunesse, qui soutenait avec un large suspensoir une ancienne hernie complète, laquelle ne rentrait pas, souffrit de la douleur, accompagnée de nausées et de vomissements. M. Louis le fit mettre dans le situation perpendiculaire renversée, et parvint à faire rentrer non seulement les matières, mais encore les parties, dont le malaise était produit par un engouement.

Les accidents persévérèrent et faisaient même des progrès inquiétants. On conçut qu'il fallait que l'intestin revint dans son état habituel. Le malade marcha, on lui fit faire quelques sauts ; la hernie reparut et les accidents se dissipèrent.

Cet homme mourut au bout de trois ou quatre ans : on vit par la dissection de la tumeur, que le mésentère fournissait des appendices membraneux par lesquels il était adhérent au sac herniaire. L'intestin ne pouvait pas rentrer sans souffrir étranglement par ces brides.

OBSERVATION XXXV

(A. COOPER, p. 231.)

Hernie ancienne. — Traumatisme. — Déchirures d'adhérences et du mésentère.

Un homme de moyen âge qui était atteint depuis plusieurs années d'une hernie scrotale, pour laquelle il ne portait point de bandage reçut un coup violent du timon d'une voiture, qui vint frapper dans un point correspondant au collet de la tumeur, je le vis une heure après, il était expirant ; le pouls était fréquent et faible ; il y avait des vomissements fréquents, et le malade accusait une vive douleur dans tout l'abdomen, le point sur lequel le coup avait porté, n'offrait à l'extérieur aucune plaie, et n'était pas à beaucoup près aussi douloureux que le reste du ventre : la tumeur était beaucoup plus volumineuse qu'auparavant, mais elle ne présentait pas la tension que caractérise ordinairement l'étranglement de l'intestin, je n'éprouvai aucune difficulté à opérer la réduction, qui n'amena aucun soulagement. Aussitôt que la pression exercée par ma main eût cessé, la tumeur reparut aussi volumineuse qu'auparavant. Dans une consultation qui eut lieu, plusieurs purgatifs furent prescrits ; et l'opium fut administré de temps en temps, dans le but de diminuer les vomissements et les douleurs ; mais aucun des moyens que nous imaginâmes, ne put, pendant les trois jours que le malade vécut encore, procurer aucune selle ni aucun soulagement dans les douleurs.

Autopsie. — On ouvrit d'abord la tumeur herniaire, qu'on trouva entièrement remplie de sang ; le sac ne paraissait pas avoir été lésé. L'abdomen contenait au moins trois pintes de sang, qui provenait d'une déchirure du mésentère et de l'iléon. Il est probable qu'il avait existé, entre ces parties et le sac, des adhérences qui furent détruites au moment de l'accident. L'intestin avait été arraché du mésentère dans une étendue de cinq pouces.

OBSERVATION XXXVI

(A. Cooper, p. 234.)

Hernie irréductible. — Accidents. — Pas d'étranglement. — Adhérences, collection purulente dans le sac. — Pas de réduction. — Mort éloignée.

Je fus appelé auprès d'un malade qui était atteint d'une hernie du côté droit, qu'on supposait irréductible et étranglée. Le malade semblait très affaissé. Cependant il avait rendu des vents et des matières fécales. Voyant qu'il était impossible de réduire la tumeur, je l'incisai ; il sortit une certaine quantité de liquide de la tunique vaginale.

Prolongeant alors l'incision à la partie supérieure, j'ouvris le sac herniaire, d'où *il sortit environ deux onces de pus.* L'intestin contenu dans le sac parut comme enveloppé par une couche de lymphe plastique ; mais *il n'y avait point d'étranglement.* Toutefois comme l'anneau était étroit, je le dilatai un peu, et laissai dans le sac les intestins adhérents. La pression exercée sur l'abdomen fit écouler de la partie supérieure du sac une quantité considérable de pus. Le jour suivant, le malade éprouva un soulagement notable, mais une suppuration abondante persista pendant vingt-neuf jours, et il mourut épuisé sans qu'il parût résulter aucun effet fâcheux de l'état où se trouvait l'intestin.

OBSERVATION XXXVII

(PASTURAUD, interne des hôpitaux. In *Bul. de la Soc. anat.*, 1873,
p. 273).

*Hernie étranglée par une bride provenant du sac, avec inté-
grité des anneaux et adhérences de l'intestin au sac.*

Un homme de 45 ans, charretier, fut apporté le 22 mars à l'hôpital
Lariboisière, pour des accidents causés par une grosse hernie scrotale.
Depuis longtemps il portait dans l'aine droite une hernie, qui ne rentrait pas et ne lui avait jamais causé la moindre douleur, il ne portait
pas de bandage.

Le 21 mars, à six heures du matin, sous l'influence d'une violente
quinte de toux, il ressentit une vive douleur dans sa hernie qui
augmenta subitement de volume. Deux heures après, apparaissaient
les vomissements qui se répétèrent toute la journée.

Le lendemain, jour de son entrée à l'hôpital, la tumeur scrotale
présentait le volume des deux poings, elle était tendue et très douloureuse.

Les vomissements avaient un peu cessé, mais aucune selle ne s'était
produite. L'état général était assez mauvais.

M. Tillaux pensant à une péritonite herniaire dans une hernie irréductible se contenta d'ordonner un bain prolongé après lequel on fit
une légère tentative de taxis qui n'amena aucun changement dans la
tumeur. Le soir, vers 7 ou 8 heures, les vomissements fécaloïdes se
montrèrent et à deux heures du matin le malade était mort.

A *l'autopsie* on trouva un sac à parois très épaisses que l'on incisa
verticalement et il s'écoula aussitôt un liquide séro-sanguinolent. Les
anses intestinales qui se présentèrent les premières et qui étaient
complètement saines furent facilement réduites dans la cavité abdominale à travers un *anneau très élargi pouvant laisser passer
les trois doigts.*

Cependant la réduction n'était pas complète, une des anses paraissait fortement adhérente au fond du sac. On prolongea l'incision jusqu'au fond du scrotum et on aperçut alors une anse intestinale, noi-

râtre, non perforée cependant, et *étranglée par une bride très forte* dont les deux extrémités étaient adhérentes à la paroi postérieure du sac. Le bout supérieur de l'intestin contenu dans la hernie n'était pas libre non plus ; avant de s'engager sous la bride, il présentait sur *un coude qu'il formait à ce niveau, une forte adhérence au moyen de son épiploon,* mais très près des tuniques intestinales.

III. — DÉFORMATIONS. — COUDURES

OBSERVATION VIII

(Personnelle.)

*Hernie inguinale ancienne. — Accidents d'occlusion intesti-
nale. — Opération. — Adhérences très complexes. — Dissection, réduction. — Mort.*

Le nommé Bichet Philippe, âgé de 60 ans, fut apporté le 15 décembre 1885, dans le service de M. Trélat à la Charité.

Cet homme, d'une bonne constitution, était porteur d'une hernie
inguinale gauche depuis une dizaine d'années, cette hernie rentrait
complètement, mais elle sortait souvent et facilement, au dire du
malade qui portait assez régulièrement un bandage.

Quatre jours avant son entrée à l'hôpital, dans un léger effort, il
sentit sa hernie passer sous le bandage, il voulut la faire rentrer, mais
n'y parvint pas ; à plusieurs reprises il fit des tentatives énergiques
mais inutiles ; il fit appeler un médecin qui *pendant trois jours*
lui fit prendre des bains, des purgatifs, des lavements, et pratiqua
plusieurs fois un *taxis violent.*

La tumeur augmentait de volume, devenait plus douloureuse, quelques coliques se faisaient sentir, avec quelques nausées, en même
temps la constipation était absolue depuis l'apparition de la tumeur ;
devant ces symptômes inquiétants le malade se fit transporter à la
Charité.

Le 16. On constata une tumeur, du volume d'une tête de fœtus à
terme, siégeant dans le côté gauche du scrotum dont les enveloppes
étaient rouges et distendues.

L'examen de cette tumeur y faisait reconnaître la présence de
masses volumineuses d'épiploon et d'intestin ; la douleur n'était point

très vive, et pas plus marquée au niveau du pédicule que dans le reste de la tumeur, le ballonnement peu développé ; pas de vomissement dans la nuit précédente ; mais la constipation était absolue.

Devant ces accidents peu pressants, et considérant le volume de la tumeur, on pratiqua la temporisation. Applications d'une vessie remplie de glace pendant toute la journée ; le soir, légères tentatives de taxis sans résultat.

Le 17. L'état s'est un peu aggravé, les douleurs sont plus vives, le ballonnement a augmenté, dans la nuit il y a eu plusieurs vomissements bilieux ; la constipation est constante, cette absence de selles *durait donc depuis 6 jours;* cette aggravation des symptômes fit décider l'opération.

Avant de pratiquer l'incision des enveloppes de la hernie, le malade étant chloroformé, M. Trélat, saisissant la hernie de ses deux mains largement étalées à sa surface, essaye une dernière fois le taxis ; pendant cette manœuvre il se produisit un fort gargouillement qui fit espérer la réduction; mais ce fut en vain que le taxis fut encore pratiqué pendant quelques minutes, la tumeur ne changeait pas notablement de volume.

Opération. — Grande incision de 15 centimètres environ, parallèle à l'axe de la tumeur, de l'anneau inguinal à la partie inférieure des bourses. La peau, et les couches celluleuses incisées, le sac est mis à nu ; ses parois sont très épaisses et tendues, il n'est pas possible de les pincer ; incision sur la surface, son épaisseur est très grande ; une fois le sac ouvert, on soulève difficilement chaque lèvre, et on met ainsi à nu une masse volumineuse cohérente très compacte, et adhérant aux parois du sac. Au premier abord il était impossible de reconnaître la nature des parties que l'on avait sous les yeux. Enfin après avoir sectionné une couche épaisse de tissu épiploïque, de forme irrégulière, on put apercevoir une anse d'intestin dont la surface était congestionnée et intimement unie aux masses épiploïques ; au bout d'un instant, on put reconnaître le gros intestin à ses bandelettes et à ses appendices épiploïques qui étaient durs, volumineux et confondus avec l'épiploon. La dissection fut excessivement laborieuse, et pour isoler tant bien que mal cette anse de gros intestin il fallut appliquer plusieurs ligatures sur ces masses épiploïques adhérentes et sur les parois du sac, qui étaient confondues à la partie interne de la tumeur avec la paroi intestinale; on résèque deux grosses franges épiploïques développées aux dépens des appendices. Malgré tout cela, les parois intestinales étaient encore comme blindées de grosses plaques lipomateuses dont il était impossible de les débarrasser. Cependant on s'était enfin retrouvé et on voyait les limites de l'intestin ; on put alors passer le doigt en arrière de celui-ci, et sentir que *l'anneau était assez large, n'exerçait aucune constriction* sur le pédicule de la hernie ; *le collet n'existait pas. Il n'y avait donc pas d'étranglement.*

On chercha alors à faire rentrer l'intestin, mais la forme générale de l'anse était celle d'une massue ; le pédicule n'était pas serré, et cependant le sommet de l'anse ne pouvait passer, tant les parois de l'intestin étaient épaissies et volumineuses ; il fallut sectionner largement l'anneau, pour faire repasser cette masse qui assurément ne datait pas de six jours dans la hernie, mais devait séjourner continuellement dans le sac, aplatie sous la large pelote du bandage.

Une fois l'intestin rentré, le sac fut facilement décortiqué, car il était entouré de tissu cellulaire lâche ; ce sac isolé fut attiré autant que possible au-dessous de l'anneau qui reçut lui-même deux points de suture, tandis que trois autres points enchaînés fermèrent l'orifice du sac à sa partie la plus élevée ; le reste du sac fut réséqué. Un drain fut placé dans toute la hauteur de la plaie, qui fut suturée, excepté à la partie inférieure.

Le malade, reporté à son lit, resta plongé dans une sorte de torpeur tout le reste de la journée, sans réaction, sans coliques, sans vomissements.

Il y eut plusieurs émissions gazeuses par l'anus dans la soirée.

Dans la nuit suivante, le ventre devint plus volumineux, le malade se plaignit de douleurs continues, les nausées furent assez fréquentes, et les vomissements bilieux reparurent le lendemain matin, l'affaissement fit des progrès rapides et le malade succomba dans la matinée. L'autopsie ne put être pratiquée.

OBSERVATIONS XXXIX et XL

(M. Trélat. *Bull. Soc. chir.*, avril 1871.)

Hernies anciennes. — Accidents. — Opération, pas d'étranglement. — Déformation de l'intestin par des adhérences.

Pendant la durée de la dernière guerre, je fus appelé dans un village de l'Orléanais pour une femme de soixante et un an qui pré-

sentait des phénomènes d'étranglement herniaire avec vomissements caractéristiques. Cette femme portait dans l'aine droite une
tumeur irréductible. J'appris avec stupéfaction que *les accidents
duraient depuis onze jours*. Le lendemain je fis l'opération, et je
trouvai l'intestin entouré de l'épiploon, auquel il adhérait si bien
que je dus procéder à une dissection sur laquelle je reviendrai. La
malade guérit.

A mon retour à Paris, je fus appelé à la Pitié dans le service de
M. Broca, pour une femme qui avait une hernie crurale étranglée, avec
vomissements fécaloïdes ; les accidents *duraient depuis quinze
jours ;* séance tenante je fis l'opération. Je trouvai l'épiploon adhérent
au sac et à l'intestin qu'il enveloppe. Je fus obligé de libérer l'intestin
par une dissection délicate avant de le réduire. La malade guérit.

Dans ces deux cas les malades avaient eu, non pas des hernies véritablement étranglées, mais des hernies dans lesquelles des adhérences
entre l'intestin et l'épiploon avaient déterminé un arrêt du cours des
matières fécales ; néanmoins l'opération avait été nécessaire pour
remédier aux accidents.

Il n'y avait pas d'étranglement vrai, l'intestin ne présentait pas trace
de cette dépression circulaire qui se trouve au niveau du point étranglé par le collet ou par un anneau fibreux : les accidents avaient été
produits par les adhérences qui bridaient l'intestin et gênaient le
cours des matières.

Dans ces deux cas, il a fallu séparer l'intestin et l'épiploon par une
dissection attentive et délicate, et il se produisit un suintement sanguin
qui indiquait bien des adhérences anciennes.

OBSERVATION XLI

(In Thèse de MOUGEOT.)

*Hernie crurale entéro-épiploïque. — Symptômes d'occlusion
intestinale. — Irréductibilité. — Opération. — Guérison.
— Pseudo-étranglement causé par des adhérences entre
l'intestin et le sac.*

Une femme, âgée de 72 ans, ménagère, entre le 17 juin 1874
dans le service de M. Trélat. Elle est maigre, affaiblie, a eu dix

enfants. Depuis six mois, elle avait constaté à la région crurale droite une petite bosselure molle, pour laquelle elle n'a jamais consulté et ne fit aucun traitement.

Le dimanche 14 juin, vers quatre heures, pendant qu'elle faisait son ménage, elle fut prise tout à coup d'un grand malaise, de coliques violentes, avec vomissements. Depuis ce moment jusqu'à son admission, elle n'a pas eu de garde-robe, la dernière selle date du samedi 13 juin au soir. Le ventre est ballonné, douloureux.

Un médecin, qui l'a visitée le 15 juin, prescrivit un lavement de guimauve, probablement avec du laudanum, un cataplasme sur le ventre et une potion calmante ; il ne fit pas de diagnostic ; la malade ne lui dit pas qu'elle porte une hernie. Le lendemain, seconde visite du médecin, qui paraît reconnaître la cause des accidents, prescrit une pommade sur la tumeur du pli de l'aine, ne tente pas le taxis et recommande à la malade de se présenter à l'hôpital.

Au moment de son admission à l'hôpital, le 17 juin, à dix heures du matin, la malade est dans un profond état d'abattement, les yeux excavés, la face grippée et pâle, les membres un peu froids, le pouls petit et fréquent, elle éprouve de violentes coliques et vient de vomir en abondance des matières noirâtres, mais elle ne vomit plus à l'hôpital.

M. Trélat examine la tumeur, elle est faiblement sonore, médiocrement tendue, elle a le volume d'un petit œuf de pigeon.

La tumeur est située exactement au-dessous de la ligne qui joint l'épine iliaque antérieure et supérieure à l'épine du pubis, en un point très rapproché du bord de cette épine.

Elle est irréductible ; du reste M. Trélat, vu la durée de l'étranglement, ne croit pas devoir prolonger les manœuvres de taxis, et, séance tenante, après avoir établi le diagnostic : hernie crurale étranglée, contenant une très petite anse intestinale, il pratique l'opération de la hernie étranglée.

Après une incision verticale d'environ 4 centimètres, il parvient sur le sac herniaire blanchâtre, après avoir incisé couche par couche le tissu cellulaire sous-cutané ; il isole facilement le sac herniaire et tente encore, mais inutilement, la réduction avant d'ouvrir le sac ; cependant il constate à ce moment que l'anneau ne semble pas rétréci. Toutefois il fait pénétrer le bistouri courbe en dehors du sac à la partie interne de l'anneau pour inciser le *ligament de Gimbernat*, mais celui-ci est *si peu tendu* que le bistouri le déplace sans le sectionner.

Pensant être en présence d'un rétrécissement siégeant au collet du sac, M. Trélat pratique l'ouverture de ce sac. Une très petite quantité d'un liquide rosé, collant, s'échappe par l'ouverture ; celle-ci est agrandie par les ciseaux ; on constate alors une épaisseur très notable des parois et des *adhérences multiples* de toute la surface de l'intestin hernié avec la surface interne du sac ; il y a de plus une très faible portion d'épiploon.

Ce sont ces adhérences qui, par leur étendue, gênent la réduction de l'intestin, et cette opinion se trouve fortifiée par le fait que *le collet du sac n'est pas serré sur l'anse intestinale,* car, en refoulant les brides qui avoisinent le collet, l'ongle peut pénétrer entre l'anse intestinale et le collet. Les brides gênent l'introduction du petit bistouri courbe, mais la lame une fois introduite ne divise que ces brides, et il n'y a pas de résistance au niveau du collet.

Après isolement complet, on reconnaît que la hernie a le volume d'une bille d'enfant (12 mill. de diamètre), que toute la portion herniée présente un changement de coloration ; au-dessus du collet, l'intestin a conservé un aspect blanchâtre normal ; la portion située au-dessous est au contraire rouge, un peu œdémateuse, mais uniformément colorée. Cette teinte rouge est loin de rappeler celle que l'on constate d'ordinaire dans les hernies étranglées datant, comme celle-ci, de soixante-six heures. L'orifice herniaire est à peine marqué sur l'anse intestinale. Il n'y a nulle part trace de sphacèle, ni de pincement de l'intestin Deux petites taches ecchymotiques siègent sur la partie antérieure de l'anse. Après avoir détruit les nombreuses adhérences, M. Trélat réduit facilement l'anse intestinale dont le contour mollasse rentre d'abord. Il n'y pas eu d'hémorrhagie pendant l'opération. Dans la journée, la malade prend cinq pilules d'opium de 1 centigramme, et le soir la température est de 37°,7. Les jours suivants, le travail de réparation est régulier, avec un bon état général ; on peut considérer la malade comme guérie le 6 juillet.

OBSERVATION XLII

(In Thèse de MOUGEOT.)

Hernie inguinale ancienne. — Accidents. — Opération. —
Pas d'étranglement, adhérences.

En 1870, je fus appelé pour une hernie inguinale étranglée chez un homme de 50 ans.

La hernie était à droite et distendait le scrotum au point que le pénis n'apparaissait plus guère que comme un nombril. Depuis longtemps elle ne rentrait plus complètement, le malade se contentait de la soutenir. Un jour vint où, après avoir bu plus que de coutume, des coliques se produisirent avec constipation, les selles firent complètement défaut, et les vents cessèrent de passer ; enfin les vomissements survinrent, d'abord pituiteux, puis bilieux, puis formés d'un liquide noir jaunâtre, d'une fétidité stercorale des plus marquées.

Quand je le vis pour la première fois, près de huit jours après l'arrêt définitif de toute évacuation, le pouls était petit et fréquent, et la face grippée, il y avait une soif ardente et des vomiturations incessantes.

L'indication était évidente : le malade réclamait lui-même l'opéraration qui fut décidée et pratiquée immédiatement.

Cependant, considérant l'énormité de la hernie, il fut convenu que le taxis serait pratiqué de nouveau à l'aide de quatre mains. La pression fut lente, progressive, vigoureuse bien que ménagée.

Ce qui nous enhardissait à un pareil excès, c'était l'insensibilité marquée de la tumeur, il est évident que nous étions en face d'une masse épiploïque ; un seul point profondément placé, où la pression éveillait une douleur, nous fit penser que là gisait une anse intestinale engorgée, et peut-être cause unique de l'étranglement.

L'opération se fit sans grandes difficultés. La peau incisée sur toute l'étendue de la tumeur, j'arrivai sur des sacs séparés par des collets bien distincts, marquant ainsi les phases successives de l'accroissement herniaire. Il existait des adhérences intimes dont le doigt vint à bout, non sans laisser toutefois du côté du sac quelques pelotons graisseux de l'épiploon lui-même. Enfin, j'atteignis le collet supérieur de la hernie et fus frappé de la facilité avec laquelle mon doigt pénétrait dans le canal inguinal et en franchissait l'anneau. *Il n'y avait pas de véritable étranglement.*

La tumeur épiploïque séparée de son sac dans toute son étendue, fut relevée et nous laissa voir au-dessous et à gauche une anse d'intestin, d'un rouge noirâtre, modérément distendue par des gaz et nous apparaissant comme une grosse. sangsue, gorgée, couchée au milieu des tissus.

L'intestin avait lui-même contracté des adhérences nombreuses avec les parties voisines, mais ces adhérences devaient être récentes, car elles se déchirèrent avec facilité, et le doigt, porté sur tout le pourtour de l'intestin ainsi dégagé, put traverser l'anneau sans rencontrer de rétrécissement ni de brides, ni aucun obstacle appréciable.

La réduction de cette anse intestinale se fit sans difficultés, et une fois réduite, il me sembla que toute la scène de l'étranglement devait disparaître. L'épiploon fut lié et réséqué. Aucun accident ne vint entraver la guérison.

Réflexions. — Le principal intérêt de cette observation consiste en ce qu'elle montre des symptômes indiscutables d'étranglement sans qu'on puisse en trouver la raison suffisante ni dans l'anneau, ni dans le collet, ni dans un obstacle quelconque placé en dehors de l'intestin.

Il semble ici que la marche et le mécanisme des accidents aient été : une entérite partielle sous la dépendance d'excès alcooliques, ayant retenti sur les téguments externes de l'intestin, de manière à y provoquer la formation d'adhérences, lesquelles ont transformé en un *indéplissable pli la flexion naturelle de l'intestin.*

Si l'on eut pu reconnaître ce fait en temps utile, il eut fallu se garder de toute tentative de réduction par le taxis, qui ne pouvait qu'ajouter à l'inflammation, et se borner à attaquer celle-ci vigoureux sement par les moyens accoutumés.

Mais comment distinguer de pareils états, qui ne sont peut-être pas aussi rares qu'on le pense ? C'est à quoi l'on n'arrivera que bien difficilement, si tant est qu'on puisse jamais y parvenir.

OBSERVATION XLIII

(A. Broca, interne des hôpitaux. In *Bull. Soc. anat.*, 1882, p. 550.)

Hernie inguinale gauche volumineuse et ancienne. — Symptômes d'étranglement incomplet. — Mort par péritonite.

P..., Charles, âgé de 67 ans, entre le 17 décembre 1882 dans le service de M. le professeur Guyon. Ce malade aurait eu vers l'âge de trois ou quatre ans une hernie rapidement guérie par l'emploi d'un bandage.

Vers l'âge de 21 ans est apparue une hernie inguinale gauche pour laquelle le malade a porté un bandage très irrégulièrement ; il restait quelquefois jusqu'à deux ans sans le porter. Il y a quatre ans, sont survenus pour la première fois des accidents d'étranglement qui ont cédé au taxis ; depuis, des phénomènes analogues se sont produits trois fois encore et ont été guéris, soit par le taxis, soit simplement par l'application de cataplasmes.

Le 17 décembre, immédiatement après le déjeuner, la tumeur grossit subitement sans effort. Le malade ne peut la faire rentrer comme il en avait l'habitude ; le médecin échoue également.

A 1 heure, le déjeuner est rendu par un vomissement. P... est apporté à 6 heures du soir à l'hôpital. Il n'a pas eu de vomissement nouveau, le ventre n'est pas ballonné. Le taxis, essayé aussitôt sans chloroforme est infructueux ; de même une nouvelle tentative faite après anesthésie à 9 heures du soir.

18 décembre. Nous constatons dans le côté gauche du scrotum une tumeur irréductible volumineuse, au moins grosse comme le poing, peu tendue, assez souple, indolente à la pression. Sonore dans toute son étendue.

Elle est située au-dessus du testicule, et s'engage manifestement dans l'anneau inguinal. La nuit dernière, le malade a eu quelques nausées, mais pas de vomissements. M. Guyon prescrit un grand bain, des cataplasmes, et un lavement au miel de mercuriale. La réduction ne peut être obtenue après le bain d'une heure.

Le 19. Dans la nuit, le malade a bu un peu de vin qu'il a

rendu immédiatement ; fortes coliques ; actuellement ventre souple, pas de nausées. Le malade prend du lait qu'il tolère bien.

Soir. Le lavement a provoqué une *selle solide*, coliques pendant toute la journée, pas de douleurs dans la hernie. Dans la nuit, *seconde selle liquide* peu abondante ; en outre, issue de *trois ou quatre vents par l'anus*.

Le 20. Tumeur un peu tendue. Ventre souple et indolent : lavement purgatif.

21 décembre. *Deux selles* dans la nuit, dures et peu abondantes Pas de vomissements, ventre souple. — Soir : Météorisme, mais ventre indolent ; encore *une selle* dans la journée.

Le 22. Pas de selle. Trois paquets de jalap et calomel. — Soir : *Une selle.*

Le 23. Ventre toujours météorisé, mais beaucoup moins tendu. Le purgatif est réitéré. — Soir : La purgation est restée sans effet, mais le malade a rendu *quelques vents* dans la journée. Vers 7 heures du soir délire léger qui persiste toute la nuit. Pas de vomissement.

Le 24. Agitation, oppression, ventre très ballonné, sonorité tympanique dans toute son étendue, très peu de douleurs spontanées, indolence à la pression. Tumeur très tendue, mais toujours sonore. Pouls petit, fréquent, régulier. Extrémités refroidies, pas de vomissement. — Soir : Le ballonnement et l'oppression augmentent, pas de selles ; pouls petit (142), extrémités moins froides, pas de douleur, subdélirium. Dans la nuit agitation assez grande, pas de vomissement.

Mort le 25, à 4 heures du matin.

Autopsie, 26 décembre à dix heures du matin. — Incision longitudinale sur le scrotum. Sac très tendu, mince ; quand on le ponctionne, issue de gaz ; il contient un peu de sérosité louche, brunâtre ; pas de pus ; pas de dépoli à la surface interne.

L'index pénètre facilement dans l'anneau inguinal, on sent que cet anneau assez tranchant exerce une légère constriction sur l'anse intestinale qui est congestionnée, violacée, vide, revenue sur elle-même, longue de 20 centim. environ. De chaque côté elle présente des appendices graisseux, volumineux, nombreux, situés dans le péritoine viscéral.

La paroi abdominale est fendue crucialement, puis une incision est faite au niveau du collet du sac. On constate alors que le collet épaissi adhère à l'anneau ; en outre, la paroi abdominale est amincie à

ce point et il y a fusion des deux anneaux inguinaux interne et
externe. Le chef supérieur et externe de l'anse adhère par son bord
libre au côté correspondant du collet; l'adhérence est épaisse, résistante, manifestement ancienne.

Au niveau du collet, intestin blanchâtre, rétréci; pas de perforation. Le chef supérieur se continue avec le côlon descendant, l'inférieur avec le rectum. Ni l'un ni l'autre de ces intestins ne présente
d'appendice graisseux. Entre les deux chefs on voit partir une corde
mésentérique assez fortement tendue, qui aboutit en haut à la partie
latérale gauche de la 4e vertèbre lombaire. Les anses supérieures
sont fortement distendues par des gaz ; couleur verdâtre foncée, péritonite suppurée généralisée, pus épais, peu abondant, adhérences
gélatineuses entre les diverses anses.

Réflexions. — La marche des phénomènes d'étranglement a été
assez singulière ; il est bien certain qu'il n'y avait pas un arrêt absolu
au cours des matières ; les lavements, les purgatifs ont provoqué des
selles, sauf dans les deux derniers jours de la vie et encore le malade
a-t-il rendu des vents par l'anus la veille de sa mort. On aurait pu,
ayant l'examen anatomique, dire que les matières étaient fournies par
l'évacuation du bout inférieur, quand elles étaient solides ; et quand
elles étaient liquides, que l'origine en était dans l'hypersécrétion des
glandes de ce bout. Mais les gaz constamment rendus ne pouvaient
venir que du bout supérieur; en outre, les matières contenues dans le
rectum étaient semblables à celles que renfermait le côlon descendant.
Mais quel diagnostic fallait-il faire en présence de ces accidents, et surtout quel traitement fallait-il instituer? *La kélotomie était-elle ou
non nécessaire ?* Quand le malade a été apporté à l'hôpital, les accidents
n'existaient que depuis quelques heures ; le volume considérable de la
tumeur, l'absence de symptômes graves, surtout l'absence de vomissements et de ballonnement du ventre, contre-indiquaient la kélotomie.
M. Guyon crut à un étranglement léger et repoussa l'idée d'une intervention chirurgicale, d'autant plus que le malade racontait avoir eu
déjà des accidents semblables et avoir guéri par le repos et le traitement antiphlogistique. Et en effet, dans les jours suivants, les symptômes d'étranglement ne s'accentuèrent pas. Les symptômes généraux
auraient encore pu s'expliquer par une *inflammation herniaire,
mais on ne pouvait guère penser à cette complication* par
l'indolence constante et le peu de tension de la tumeur. *L'introduc-*

*tion du doigt dans la cavité de l'anneau herniaire a montré
en outre que la voie était perméable. L'auptosie a fait rejeter
l'idée d'une inflammation herniaire ; la surface interne du
sac ne présentait pas le dépoli des séreuses enflammées et
le liquide contenu n'était nullement purulent.*

Ce que M. Gosselin appelle le contour de la partie serrée était
visible sur notre pièce ; il y a donc eu étranglement, mais étranglement léger, puisque le doigt s'engageait aisément dans le collet.

Il n'y avait pas de perforation, car j'ai mis une ligature sur le côlon
descendant, et j'ai injecté de l'eau par le rectum lié sur une canule ;
pas une goutte de liquide ne s'est échappé.

En somme tout cela montre que *la cause de la mort reste obs-
cure*; sans doute on voit qu'il y a péritonite, mais on ne voit pas
comment elle s'est produite. L'absence de douleur pendant la vie au
niveau de la tumeur, l'absence de pus dans le sac ne permettent pas
de croire à la propagation d'une phlegmasie du sac. Peut-être faut-il
incriminer l'inflammation déterminée par la constriction du collet,
quoique cette constriction ait été faible ? Dans ce cas, la kélotomie
supprimant la cause de l'inflammation eût peut-être évité la terminaison fatale.

Fallait-il donc opérer, alors que les moyens médicaux suffisaient
à provoquer des selles, alors que le ventre restait souple et indolent,
alors qu'il n'y avait pas de vomissements ? Il est probable que tout le
monde eut conclu comme notre maître.

Remarques. -- On ne peut admettre dans ce cas ni l'inflammation ni l'étranglement comme causes des symptômes,
tandis que l'on note : « *le chef supérieur et externe de l'anse
adhère par son bord libre au côté correspondant du collet ;
l'adhérence est épaisse, résistante, manifestement ancienne.
Au niveau du collet, intestin rétréci. Entre les deux chefs
de l'intestin on voit partir une corde mésentérique assez fortement tendue. Les anses supérieures sont fortement distendues par les gaz, tandis que l'anse herniée est vide, revenue
sur elle-même.* » Ces phrases, éparses dans l'observation,
disent assez par leur réunion où siégeait l'obstacle.

OBSERVATION XLIV

(HARTMANN, interne des hôpitaux. In *Bull. Soc. anat.*, 1883.)

*Hernie inguinale ancienne. — Accidents d'étranglement.
— Kélotomie. — Adhérence à un lipôme intra-herniaire,
pas de réduction. — Mort.*

B..., âgé de 55 ans, cocher, entre le 3 septembre 1883, dans le
service de M. Terrier, suppléé par M. Richelot, à l'hôpital Bichat,
salle Jarjavay, lit n° 15. Cet homme porte depuis l'âge de 15 ans
une hernie inguinale droite. Cette hernie, à ce qu'il dit, est ordinai-
ment contenue par un bandage ; elle sort de temps en temps, mais
rentre avec facilité.

La veille, à sept heures du soir, il conduisait sa voiture, lorsqu'il
éprouve une douleur abdominale violente ; en même temps, il lui
sembla que la hernie filait sous le bandage. On fut obligé de le transporter chez lui. Le lendemain matin, deux tentatives de taxis sont
faites en ville, par un médecin, sans anesthésie, chacune durant de
dix minutes à un quart d'heure. Le malade, dont les garde-robes
avaient été régulières les jours précédents, avait eu *deux selles
diarrhéiques*, la première à sept heures, la seconde à huit heures
et demie ; on l'amène dans l'après-midi, dans l'état suivant :

Facies bon, quoique un peu anxieux ; ni nausées, ni vomissements,
ni ballonnement du ventre. On trouve à droite une hernie inguino-
scrotale, à peu près du volume du poing, mate, souple, irréductible,
indolente spontanément et à la pression, sauf au niveau du pédicule,
qui offre le volume de l'extrémité des doigts de la main réunis et qui
est dur, sensible à la pression. On ne peut passer le doigt entre le
pédicule et l'anneau.

Le soir, à neuf heures, anesthésie. Taxis de dix minutes ; aucune
diminution dans le volume de la tumeur ; cependant, à un moment,
on a senti quelques gargouillements sous le pouce gauche qui maintenait le collet de la hernie. Kélotomie : à l'ouverture du sac, on
voit s'écouler de la sérosité citrine ; l'intestin, que l'on aperçoit à la
partie supérieure, offre sa coloration normale et se présente avec
l'aspect bosselé, caractéristique du gros intestin. *Quoique l'anneau*

admette facilement l'extrémité du doigt, la réduction est im-
possible par suite de l'adhérence absolue de l'intestin à toute
la partie externe du sac. Lavage de l'intestin avec la solution
phéniquée au 1/20e. Suture au crin de Florence, drain, Lister.

Pendant le pansement, émission gazeuse par l'anus.

4 septembre. Un vomissement bilieux pendant la nuit, pas de
douleurs, le malade se trouve mieux que la veille. T. 38°,5.

Le 5. Pas de vomissements depuis la veille, le ventre est *météorisé*,
mais n'est nullement douloureux, ni spontanément, ni à la pression.
Il n'y a toujours *ni selles, ni gaz par l'anus.* T. 37°,7.

Le 6. Deux vomissements bilieux, quelques douleurs abdominales;
le *météorisme a augmenté.* On refait le pansement, aucune douleur au niveau de la plaie. M. Richelot s'arrête au diagnostic péritonite. T. 38°,2.

Le 7. Un vomissement dans la nuit. On donne 30 grammes d'huile
de ricin. Deux heures après, vomissements porracés; le ventre se bal-
lonne, la respiration devient difficile et fréquente ; le malade meurt
dans la nuit du 7 au 8. T. 37°,5.

Autopsie. — A l'ouverture du péritoine, issue de gaz fétides en
grande quantité ; épanchement de matières intestinales semi-liquides,
d'un gris un peu sale dans toute la cavité abdominale. En ouvrant la
hernie, on constate que les bords de la plaie sont agglutinés par de la
lymphe plastique ; l'intérieur du sac contient un peu de sérosité sanguinolente. L'intestin contenu appartient à la terminaison du côlon
ascendant. *Quant aux adhérences à la paroi du sac, elles*
n'existent pas, mais l'intestin adhère intimement à une
masse graisseuse de consistance ferme, mesurant environ 9 à
10 centimètres de long sur 6 de large, et ayant une forme générale
rappelant celle d'une poire. Cette masse est constituée par une sorte
de lipôme développé au niveau d'un des appendices graisseux sous-
péritonéaux du côlon.

En ouvrant l'intestin, on constate que dans toute la portion située
au-dessous du lipôme intra-herniaire il est petit, que la muqueuse y
est d'un blanc grisâtre. Au contraire, *au-dessus du lipôme, il est*
dilaté, la muqueuse est épaissie, injectée, et ces altérations existent
dans toute la portion du gros intestin, située au-dessus de la hernie,
20 ou 25 centimètres. On y remarque, de plus, des exulcérations
offrant un contour général arrondi ; en approchant du cœcum, on
trouve des ulcérations plus larges, creusant la muqueuse plus ou

B.   11

moins profondément. Au fond d'une de ces ulcérations, immédiatement au-dessus du cœcum, on trouve une *perforation* arrondie de
la dimension d'un grain de millet. Vue par la face externe, elle paraît
taillée comme à l'emporte-pièce ; elle est entourée de fausses membranes qui forment à son niveau comme une petite poche s'ouvrant
à son tour dans le péritoine. A la face interne, l'intestin s'amincit
graduellement jusqu'au niveau de la perforation, dont les bords sont
exclusivement formés par la séreuse. Le reste du gros intestin et
l'intestin grêle n'offrent pas d'altérations.

Réflexions. — 1º On remarquera dans cette observation le peu
d'intensité des symptômes, à part la douleur du début, dans les premiers jours qui suivirent la perforation. Et certes, en présence d'un
malade qui affirmait de la façon la plus absolue que sa hernie, habituellement réduite, était sortie la veille, qui en même temps présentait des symptômes d'étranglement, deux selles coup sur coup, puis
une absence complète d'émission gazeuse ou autre par l'anus, on comprend l'erreur de diagnostic qui conduisit à faire la kélotomie.

2º Quelle a été la cause de la perforation? Nous avons vu que toute
la portion du gros intestin au-dessus de la hernie paraissait chroni-
quement enflammée, offrait à sa face interne des ulcérations et que la
perforation siégeait au fond de l'une d'elles. Le siège exact de ces
altérations dans toute la portion du gros intestin, située au-dessus de
la hernie, et rien que dans cette portion, le calibre considérable de
l'intestin au-dessus par rapport à celui de la portion située au-dessous
de la hernie, tout nous porte à voir dans la hernie la cause de ces
altérations, de cette dilatation. Par suite de la présence du lipôme
intra-herniaire irréductible, qui tirait l'intestin par en bas, celui-ci se
trouvait *coudé* à ce niveau, d'où une sorte de rétrécissement, un
obstacle au cours des matières qui, irritant continuellement la face
interne du canal, causèrent une inflammation chronique, des ulcérations de la muqueuse, enfin la perforation au niveau d'une de ces
ulcérations.

OBSERVATION XLIV bis

(Communiquée par mon ami HARTMANN.)

*Hernie inguinale adhérente. — Accidents pendant quinze
jours. — Kélotomie sans réduction. — Guérison. — Nouveaux accidents six ans après. — Guérison sans opération.*

G..., 59 ans, domestique, entre le 27 janvier 1886, dans le service
de M. Duplay, à l'hôpital Lariboisière, salle Sainte-Marthe, n° 30.
Elle n'avait jamais eu de hernie, lorsqu'il y a 6 ans, en soulevant une
lourde caisse de charbon, elle fut prise d'une douleur vive dans l'aine
droite qui l'obligea à s'aliter immédiatement. *Pendant quinze jours*
elle resta sans garde-robe, ayant de temps à autre des vomissements.

Au bout de ce temps, l'état général s'étant aggravé, elle se décida
à entrer à l'hôpital.

M. Marchand lui fit, le jour même de son entrée, la kélotomie. La
plaie ne fut pas réunie, et, pendant deux mois, dit la malade, les
intestins restèrent à nu. Grâce à des bandages agglutinatifs qu'on
renouvelait tous les jours, on obtint à la longue le rapprochement de
ses lèvres, et au bout de 3 mois de traitement, la malade sortit guérie
portant toujours une tumeur du volume d'un œuf, irréductible, pour
laquelle on lui fit fabriquer un bandage à pelote concave. Jamais il
n'était sorti de matières intestinales par la plaie, et, dès le lendemain de
l'opération les selles étaient redevenues régulières. Depuis cette époque
la tumeur a augmenté peu à peu de volume jusqu'à ces derniers temps,
obligeant à faire agrandir peu à peu les dimensions de la pelote qui
la contenait. Il n'était jamais rien survenu de spécial, lorsque dans la
nuit du 23 au 24 janvier, la malade fut prise de douleur au niveau de
la hernie, de vomissements, de constipation absolue, d'arrêt des gaz.
Les vomissements persistant avec du hoquet, la malade entra à l'hôpital le 27 janvier. Lors de son entrée on lui donna un lavement gly-
cériné, une potion de Rivière et de la glace, en même temps que des cataplasmes étaient appliqués sur la hernie. A la suite du lavement il y
eut une garde-robe et le lendemain les vomissements cessèrent. La

tumeur herniaire, qui était tendue et douloureuse, devint moins sensible et plus molle.

Le 2 février, lorsque nous entrons dans le service, nous constatons l'existence au niveau de la région inguinale droite d'une tuméfaction un peu étalée, à grand diamètre suivant la direction de l'arcade crurale, commençant en dehors à un travers de doigt de l'épine iliaque et se terminant en dedans à l'orifice vulvaire, mesurant dans ce diamètre 10 travers de doigt. Cette tuméfaction, de forme générale ovoïde à grosse extrémité interne, mesure 5 doigts dans son petit diamètre. Elle est surtout développée au-dessus du pli inguino-crural et retombe avec la paroi abdominale flasque sur la partie supéro-interne de la cuisse. Le long de son grand axe on trouve une cicatrice assez large, lisse et blanche.

Au palpér cette tuméfaction est très légèrement sensible ; elle est molle et gargouille lorsqu'on cherche à faire passer son contenu d'un point à un autre ; elle est irréductible. Par places, en particulier dans les parties sous-jacentes à la cicatrice, on trouve des parties plus dures, sortes de petits noyaux de consistance fibreuse qui paraissent contenus dans la paroi du sac.

Il est impossible de déterminer exactement l'état de l'orifice herniaire qu'on ne peut sentir. Le ventre est souple, ne présente rien de spécial. Les selles sont régulières, l'état général bon.

Le 13 février, la hernie ayant perdu toute sensibilité, M. Duplay conseille à la malade le simple port de bandage à pelote concave et l'envoie en convalescence au Vésinet.

OBSERVATION XLV

(Communiquée par mon ami LARGEAU.)

Hernie adhérente avec symptômes d'obstruction intestinale sans étranglement.

Le nommé X..., âgé de 70 ans environ, pensionnaire à la maison de Chardon-Lagache, en 1882, portait depuis de longues années une hernie inguinale droite ; cette hernie formait une masse très volumineuse, ovoïde, ayant largement distendu le scrotum et pendant entre

les cuisses ; elle rentrait, mais en partie seulement, lorsque le malade
se couchait ou exerçait des pressions sur elle ; la moitié au moins de
la masse herniée restait au dehors de l'anneau. Lorsque le malade
marchait, il enfermait sa hernie dans une sorte de bonnet fixé lui-
même à une ceinture abdominale ; jamais il ne s'était plaint de son
infirmité, quand un jour il fut pris de constipation absolue et de
nausées. Sa hernie était devenue tendue, douloureuse et complètement irréductible, elle était mate à la percussion.

Peu à peu *les symptômes d'obstruction intestinale* s'accentuèrent, et les tentatives de taxis restèrent sans résultat.

Le 3e jour, le malade mourut presque subitement pendant la nuit
avant qu'on ait pu intervenir chirurgicalement.

A l'autopsie, on ne trouva *pas trace d'étranglement* au niveau
de *l'anneau ;* celui-ci était *très large* et laissait passer trois doigts
de la main outre l'intestin qui y était engagé.

Une longue anse intestinale descendait dans le sac herniaire. A la
partie inférieure, elle adhérait si intimement dans une grande étendue
de sa surface qu'il aurait fallu une dissection minutieuse et prolongée
dans un tissu scléreux, dense, pour la dégager.

De plus le sac lui-même se confondait avec les tuniques du scrotum
distendues et amincies.

Au-dessus de la surface adhérente, l'anse intestinale était congestionnée mais saine d'ailleurs et *sans trace de sillon de constriction* ; elle contenait une grande quantité d'un liquide verdâtre ; au
delà de l'adhérence l'intestin était vide et rétracté.

Il n'y avait point de péritonite, on ne trouva dans les autres organes qu'un peu de congestion pulmonaire aux bases des deux côtés.

OBSERVATION XLVI

(**Després.** *Soc. de chir.*, 21 avril 1875.)

*Hernie ombilicale. — Accidents d'étranglement.— Opération.
— Pas d'étranglement. — Adhérences de l'intestin. — Dissection. — Réduction. — Guérison.*

M. Després, appelé auprès d'une malade atteinte de hernie ombilicale étranglée depuis trois jours et ayant résisté à une tentative de

taxis, pratique la kélotomie en méditant de ne point ouvrir le sac.

Pour cela, il fit à quelques millimètres de la ligne médiane une incision verticale de cinq centimètres.

Il mit à nu le sac qu'il suivit jusqu'au collet et il s'arrêta sur la ligne blanche quand il vit la couleur nacrée de l'anneau fibreux ombilical. Le taxis fait à ce moment reste encore infructueux; il ouvre alors le sac et reconnaît qu'en plusieurs points des fausses membranes unissent l'intestin et l'épiploon. Ces adhérences une fois déchirées, l'intestin peut être réduit *sans débrider l'anneau*, l'épiploon fut laissé et la plaie réunie par la suture entortillée.

L'auteur conclut que *l'étranglement n'était pas produit par l'anneau fibreux*; mais bien par les brides fibreuses extérieures au sac qu'il a coupées en cherchant à atteindre le collet.

L'obstacle à la réduction, avant l'ouverture du sac, était *l'adhérence de l'anse* intestinale avec l'épiploon et cette adhérence était devenue de plus en plus forte à mesure que durait l'étranglement.

Il est bien plus probable qu'on a eu affaire à une position vicieuse de l'intestin, produite par les adhérences et déterminant une déformation de l'anse herniée.

OBSERVATION XLVII

(ZAMBIANCHI, interne des hôpitaux. In *Bull. Soc. anat.*, 1874, p. 90.)

Hernie crurale ancienne. — Accidents. — Mort. — Adhérences de l'intestin au fond du sac. — Perforation de l'intestin au niveau du collet malgré la grande largeur de ce collet et de l'anneau crural.

Le 3 février, au soir, on apporte à l'hôpital Necker, dans le service de M. Guyon, une vieille femme de 70 ans, qu'on vient de trouver seule dans sa chambre dans un état voisin de l'agonie. Elle porte une hernie crurale gauche, aussi volumineuse qu'une tête de fœtus; la hernie existe depuis 43 ans, elle est *étranglée depuis 10 ou 12 jours*, et aucun taxis n'a été fait.

La malade meurt une demi-heure après son arrivée.

Autopsie le 7 février. — Dans le sac s'est épanchée une petite quantité de liquide stercoral. La masse herniée ne contient pas d'épiploon, mais une *anse intestinale très longue, formant plusieurs replis, adhérant au sac dans une partie de sa longueur.*

Cette anse est tendue, vivement injectée ; mais les tuniques ne sont pas épaissies ; il n'y a pas d'exsudat à la surface, ni de l'intestin, ni de la paroi du sac, on ne trouve pas cette infiltration sanguine des tuniques qui se produit lorsqu'il y a un taxis trop violent, ni le liquide sanguinolent que le sac renferme après les mêmes manœuvres. *Le collet est très large ; on peut y passer les quatre doigts de la main* à côté de l'intestin. Le bout supérieur est coupé presque complètement de façon que le liquide stercoral s'est répandu un peu dans le sac et largement dans la cavité abdominale.

Les parties voisines de cette section, qui correspond au collet, ne présentent pas l'apparence de gangrène ; la section paraît toute mécanique par usure des tuniques. Le bout supérieur resté dans l'abdomen est très distendu, rempli d'une grande quantité d'un liquide jaune très fétide.

Remarquons bien que les lésions inflammatoires sont ici peu prononcées et que, dans ce cas, on est obligé d'admettre que l'étranglement a été purement mécanique. Si l'interprétation de ce fait est en faveur de la théorie toute mécanique de l'étranglement, telle que l'ont donné O. Beirn et surtout Roser, ici où la grande largeur du collet semblerait défier toute stricture de ce genre, bien rares devront être les cas dans lesquels on devra recourir à l'inflammation primitive des anses intestinales herniées pour en expliquer l'étranglement.

Remarques. — Il semble que, dans ce fait, l'intestin se soit coupé sur le bord tranchant du collet, non par une constriction circulaire, mais par une pression déterminée par le tiraillement des adhérences au fond du sac qui devaient couder brusquement l'intestin sur cette vive arête, comme disait Chassaignac.

OBSERVATION XLVIII

(Leçon clinique de GEORGES COWELL, Westminster hospital. In *Médic. Times and Gazette*, 1888, p. 173.)

Hernie fémorale étranglée, compliquée de vieilles adhérences péritonéales.

Ellen J., âgée de 48 ans, mariée, fut admise il y a 7 semaines dans le service de M. Cowell.

Elle raconte que sept ans auparavant elle sentit dans l'aine gauche un gonflement du volume d'une petite noix ; elle porta un bandage défectueux ; à plusieurs reprises la hernie devint tendue, douloureuse, difficile à réduire.

Le soir de la veille de son entrée, elle fut prise d'un violent accès de toux qui fit augmenter la hernie déjà sortie : deux heures après, douleurs vives, gonflement de la tumeur, coliques. Un médecin pratiqua le taxis sous le chloroforme sans résultat. A son entrée, on constata des éructations fréquentes et des vomissements jaunâtres sans odeur caractéristique ; la hernie fémorale était très tendue. Le lendemain matin on essaya un taxis modéré sans résultat. A 2 heures, M. Cowell pratiqua l'opération ; il ouvrit le sac, divisa le ligament de Gimbernat, et l'intestin qui était légèrement rouge fut réduit après examen attentif ; une partie d'épiploon est liée et réséquée. La plaie est suturée.

Après l'opération la malade est fort mal ; elle a des vomissements bruns jaunâtres.

Le lendemain, *vomissements à odeur fécale.*

Le 3e jour. *Vomissements fécaloïdes, tympanisme.* On défait le pansement, on ouvre la plaie et on trouve une anse d'intestin ; on réduit facilement, on suture de nouveau.

Le 4e jour, le tympanisme a diminué, vomissements légèrement fécaloïdes ; on enlève le pansement. On défait les sutures et on trouve comme la veille une anse d'intestin dans la plaie. La malade fut chloroformée et M. Cowell introduisit son doigt aussi loin qu'il put à travers la plaie, il lui sembla qu'il touchait une adhérence intestinale. Il attira l'intestin à travers l'anneau crural, et il trouva une *large adhérence péritonéale* attachant l'intestin ; il la brisa facilement avec le doigt.

Un second examen lui montra que plus haut il y avait une *adhérence encore plus étroite enserrant l'intestin*. Il la déchira de même. L'intestin fut lavé à l'eau phéniquée et réduit. Dans la journée, la malade eut une selle très foncée et très fétide. Le 13ᵉ jour, la malade commença à manger, la guérison fut rapide.

Je vous ai déjà parlé de la grande importance, après que la plaie a été épongée, du passage du doigt à travers l'anneau pour s'assurer que l'intestin réduit est libre dans le ventre ; cette observation nous apprend que, au moins *pour les vieilles hernies, cet examen doit être aussi complet et aller aussi loin que le doigt du chirurgien le permet*. Si, avant de fermer la plaie, j'avais passé mon doigt un peu plus loin que je ne le fis, j'aurais très probablement trouvé les *adhérences qui continuèrent à enserrer l'intestin quoiqu'elles ne l'étranglassent pas*, j'aurais ainsi épargné à mon malade trois jours de souffrances et de dangers.

OBSERVATION XLIX

(SPANTON. In *Rev.* HAYEM, 1880.) ?

Hernie étranglée réduite par l'opération. — Retour des vomissements. — Mort. — Coudure de l'intestin par adhérences.

Femme de 39 ans, hernie crurale droite existant depuis trois ans, maintenue réduite par bandage.

Etranglement datant de 24 heures. Opération facile. Rien de particulier du côté de l'intestin.

Dans les jours suivants, douleurs à la région inguinale droite. Constipation opiniâtre, vomissements noirâtres, fièvre, sans aucun signe de péritonite ni de reproduction de la hernie. Collapsus. Mort six jours après l'opération.

Autopsie. — Pas de péritonite ; à 15 cent. de sa terminaison l'intestin grêle adhère par son bord libre au côté externe de l'anneau crural, dans une étendue d'un centimètre environ ; à ce *niveau l'intestin est absolument et fortement coudé* ; au-dessus de ce coude, l'intestin est distendu par des gaz et des matières fécales ; le bout inférieur est vide.

OBSERVATION L

(Dunlop. In Lancet, 1879, V. I, p. 193.)

*Grosse hernie irréductible avec accidents datant de 15 jours.
Cure radicale.— Formation accidentelle d'une fistule stercorale.— Guérison parfaite.*

Mme S..., âgée de 45 ans, fut admise le 23 juin 1878 pour une
grosse hernie datant de 20 ans, et des symptômes d'étranglement ;
15 *jours avant l'admission de la malade, la douleur devint
extrême* et il survint des vomissements qui ne firent qu'augmenter
jusqu'à son admission.

On se borna à entretenir la liberté des intestins par de l'huile de
castor. Après son admission, la malade alla mieux, la douleur et les
vomissements s'apaisèrent graduellement. Lorsque la patiente parut
aller bien, le Dr Dunlop résolut de l'opérer et de délivrer cette femme
d'un fardeau qui lui avait rendu l'existence à charge depuis de nombreuses années.

Le 4 août, le Dr Dunlop fit le long de la tumeur une incision de
un pied de long environ. A l'ouverture du sac, on trouva que la hernie était formée par le petit et le gros intestin, avec l'extrémité inférieure du cœcum et l'appendice vermiforme. Les 2/3 externes étaient
fortement adhérents au péritoine et irréductibles. Lorsqu'on eut brisé
les adhérences, l'intestin resta encore irréductible à cause de la grande
quantité de gaz qu'il contenait. Pour y remédier, l'intestin fut ponc-
tionné deux fois avec l'aspirateur, mais même alors l'anneau externe
dut être considérablement élargi. Au moyen de l'aiguille de Wood
on se servit de fil d'argent pour réunir les bords de l'anneau. Le jour
suivant, la blessure allait bien, mais il y avait de violentes nausées avec
vomissements de matières muqueuses. Les nausées cessèrent vers le
soir.

La plaie est pansée tous les 2 jours, jusqu'au 14 août ; elle était
alors fermée sauf une petite partie aux deux extrémités.

Quand on enleva les fils profonds, un peu de liquide d'apparence
fécale sortit par un des trous des fils.

L'écoulement de liquide augmenta les 15, 16, 17 août, mais sans odeur, quoique ressemblant à des fèces.

Pendant ces trois jours il y eut plusieurs selles.

Le 18 août on devient sûr que ce sont des fèces qui sortent par l'ouverture ; la quantité en diminue peu à peu.

Le 20 septembre, la malade part avec un bandage.

Le 1er novembre, la blessure est fermée, plus d'écoulement d'aucune sorte.

OBSERVATION LI

(RIEDEL. In *Centralblatt für Chir.*, 1883, n° 23, supplém.
XIIe Congrès des chirurgiens allemands.)

Adhérences entre les deux branches d'une anse intestinale.
Coudure. — Occlusion intestinale herniaire.

Une hernie présenta des symptômes d'étranglement et fut réduite par le taxis ; mais les signes d'étranglement persistèrent; on fit la kélotomie, qui permit de retrouver l'anse intestinale herniée ; *l'intestin était coudé sur lui-même et adhérent par sa concavité*, de sorte que sa lumière était complètement oblitérée. Résection de la portion adhérente, suture circulaire. Réduction. Guérison.

OBSERVATION LII

(LABORDE, interne des hôpitaux. In *Mémoires de la Société anatomique*, 1862, p. 138).

Hernie inguinale droite.—Adhérences.— Etat général cholé-
riforme simulant l'étranglement. — Opération. — Mort.

Tauton (Nicolas), 48 ans, a été atteint dès sa jeunesse d'une hernie inguinale droite, porta un bandage pendant dix ans, et depuis dix ans, après l'abandon du bandage, la hernie sortit sans provoquer d'accidents, étant d'ailleurs facile à réduire. Il y a trois semaines, la hernie devint douloureuse ; depuis ce moment douleurs abdomina-

les et dans la tumeur ; malaise général, altération des traits, prostration, diarrhée abondante d'après les parents.

La hernie est volumineuse, en forme de poire, le pédicule est
assez large, la consistance molle, la pression douloureuse ; la peau
n'est point altérée à son niveau.

Le taxis réduit la tumeur, mais incomplètement ; elle se reproduit
aussitôt que l'on cesse la compression.

Le ventre est ballonné, coliques vives, et au moment de l'examen
vomissements de caractères fécaloïdes.

Deux hypothèses sont possibles : en faveur de l'inflammation de la
tumeur herniaire, on trouve le volume, l'ancienneté, la non-conten-
tion depuis dix ans, le début éloigné des premiers accidents, la
lenteur de leur marche, la prédominance de l'état général sur les
signes locaux.

En faveur de l'étranglement, les vomissements fécaloïdes, l'irréductibilité partielle et peut-être l'état cholériforme.

Malgaigne pratique l'opération. Après avoir ouvert le sac, il constate que non seulement il *n'y a pas d'étranglement,* mais qu'à
vrai dire il n'y a pas de collet à la partie supérieure du pédicule ;
l'intestin adhère à la paroi postérieure du sac ; ces adhérences sont
détruites avec le doigt, et l'intestin se réduit complètement ; il présentait une couleur rouge générale, avec çà et là de petites taches
plus foncées.

Compression par un spica de l'aine.

Deux heures après l'opération, même état général ; les coliques et
les douleurs ont disparu ; pas de vomissement, une selle.

Quatre heures après l'opération, le malade s'éteint.

Autopsie. — Le sac herniaire étant ouvert, on constate qu'il n'y
avait *pas de collet du sac, que l'ouverture était très large,* et
qu'en conséquence *il n'y avait pas à proprement parler d'étranglement.* Le cœcum fait saillie à l'intérieur du sac, mais il se laisse
facilement repousser. L'anse intestinale qui constituait réellement la
hernie correspond aux dernières portions de l'intestin grêle ; c'est
une anse *fortement recourbée, appliquée et adhérente à elle-
même par l'une de ses faces, et par l'autre ayant contracté
d'assez fortes adhérences* avec la portion postérieure et inférieure
du sac. Ce sont ces dernières adhérences qui ont dû être rompues
pour opérer la réduction ; à cet endroit, l'intestin présente les traces
d'une violente inflammation ; cette surface est parsemée de plaques

noirâtres et présente une *perforation* qui pourrait admettre une grosse plume d'oie. De plus, dans une étendue de 12 centimètres, à partir de la valvule iléo-cœcale, l'intestin, à sa face interne, est couvert de détritus noirâtres, formés de fragments sphacélés de la muqueuse et de la musculeuse; toute la surface péritonéale est fortement injectée.

OBSERVATION LIII

(BOYER. In *Bull. Soc. anat.*, 1860, p. 19.)

Hernie inguinale ancienne. — Accidents. — Opération. — Mort. — Pas d'étranglement. — Adhérence de l'intestin au fond du sac.

Un homme de 31 ans portait depuis l'âge de 15 ans une hernie inguinale droite ; cette hernie, assez mal contenue, sortait parfois. Le 22 décembre au soir quelques coliques se font sentir ; le 23, on constate tous les signes d'un étranglement ; le 24, vers quatre heures du soir, M. Cullerier opère le malade. Le sac est tendu, peu épais en avant, le doigt porté au fond ne rencontre aucune anse intestinale. Le malade se dit soulagé ; on croit à une réduction spontanée de la hernie, *aucun débridement n'est pratiqué* et le malade est reporté à son lit. Les accidents continuèrent et le malade mourut le lendemain, à dix heures du matin.

Autopsie. — Aucune trace de péritonite. *L'orifice interne du canal inguinal est large comme une pièce de deux francs;* très régulièrement circulaire, il offre une circonférence épaisse comme fibreuse. Une anse de la dernière portion de l'intestin grêle y est engagée, mais on ne peut l'en retirer par des tractions même assez fortes.

En examinant les parties par l'incision extérieure, on trouve au fond du sac une anse complète d'intestin grêle, rougeâtre, sans trace de gangrène, mais offrant *des adhérences filamenteuses.*

OBSERVATION LIV

(Bucquoy. In *Bull. Soc. anat.* Juillet 1855.)

Hernie crurale droite du cœcum, ancienne. — Accidents.
Adhérences, perforations de l'intestin grêle. — Mort.

Marie P., âgée de 29 ans, blanchisseuse, entrée le 13 janvier 1855
à l'hôpital Beaujon, est affectée d'une hernie crurale droite irréductible, apparue cinq ans auparavant pendant un effort ; elle porta
depuis un bandage herniaire qui n'empêcha pas la tumeur d'augmenter peu à peu de volume.

Deux jours avant son entrée, elle fut prise dans la nuit de coliques
violentes et d'envies de vomir ; le lendemain, elle eut des vomissements de matières alimentaires et bilieuses abondantes ; le ventre
était douloureux à la pression, les selles s'étaient supprimées.

A son entrée, le facies était peu altéré, les vomissements ne s'étaient
pas reproduits depuis le matin ; elle avait encore quelques nausées et
n'était pas allée à la selle depuis le début de ces accidents ; elle portait dans l'aine droite une tumeur du volume du poing, de forme
bilobée ; la partie supérieure de la tumeur était molle, pâteuse, peu
douloureuse à la pression, se déplaçait assez facilement, la partie
inférieure était plus tendue, résistante et douloureuse à la pression.
Cette dernière partie qui donnait manifestement la sensation d'une
anse intestinale herniée se prolongeait dans l'anneau crural. Pas de
rougeur de la peau, le ventre peu volumineux sans tension, douleur à
la pression. Bain prolongé, lavement purgatif.

Le soir la malade a éprouvé un soulagement très marqué, elle a eu
plusieurs selles ; ventre et hernie moins sensibles, plus d'envie de
vomir.

Jusqu'au 17. Cette amélioration persiste ; un lavement purgatif,
donné tous les deux jours, déterminait des *évacuations régulières* ;
plus de vomissements ni de nausées.

Le 17 au matin, la malade est depuis la veille au soir en proie à
un hoquet continuel ; son ventre est météorisé, les anses intestinales
distendues se dessinent sous la paroi. Le ventre est douloureux, mais
la hernie reste indolente à la pression.

Les 20, 21, 22, à ces accidents se joignent des *vomissements fécaloïdes* jaunâtres, dont l'odeur n'est pas très forte. La hernie restait dans le même état ; *pas] de selles.* Le 23, les vomissements fécaloïdes ont cessé ; grande amélioration.

Le 24, les *vomissements fécaloïdes* se sont renouvelés et sont plus abondants, d'odeur caractéristique ; douleur très vive dans la région hypogastrique, ventre très douloureux à la pression ; *la hernie reste indolente,* peu de météorisme ; dyspnée intense, pouls petit, très fréquent, cyanose ; mort à 3 heures après midi.

Autopsie. — Ventre un peu météorisé. Après l'incision du sac herniaire, on voit s'écouler quelques gouttes de sérosité roussâtre, et l'on trouve une masse d'épiploon du volume d'un gros œuf de poule. En bas et en dedans se trouve une portion d'intestin du volume d'un œuf de pigeon, que la présence de l'appendice vermiculaire fait reconnaître pour le cœcum. *Des adhérences intimes et résistantes unissent l'épiploon et le cœcum herniés aux parties profondes.*

L'intestin hernié présente une rougeur médiocre, la séreuse est lisse, pas d'ulcération ni de grangrène.

Le cœcum est très petit, son diamètre est de 3 centimètres. *L'anneau crural est large et n'étrangle en aucun point la tumeur.*

En ouvrant la cavité abdominale, on voit une injection vive de tout le péritoine ; pas de fausses membranes ni d'épanchement purulent ou séreux ; dans les parties déclives, on trouve des matières fécales jaunes et liquides. Deux ouvertures arrondies, l'une de la largeur d'une pièce d'un franc, l'autre d'une pièce de cinq francs, se rencontrent sur l'intestin grêle, à cinq centimètres environ de la valvule iléocœcale, et versent ces matières dans la cavité abdominale ; elles sont placées à 2 ou 3 centimètres au-dessus et en dedans de l'anneau crural. *Au-dessus des perforations, l'intestin grêle a un volume considérable. Le volume du gros intestin est considérablement diminué.*

OBSERVATION LV

(GOYRAND, d'Aix. *Clinique chirurgicale*, p. 371.)

*Hernie inguino-interstitielle congénitale. — Étranglement.
— Kélotomie. — Accidents répétés après le débridement
et la réduction.*

M. C., 45 ans, avait depuis longtemps une hernie inguinale droite
difficile à contenir.

Le 22 mars 1858, la hernie s'étrangle.

Le 28. Kélotomie. La hernie est formée par l'S iliaque, bien que
cc soit à droite. Un double débridement permet d'attirer au dehors
les deux bouts de l'intestin ; les deux points serrés présentent un
rétrécissement notable. Réduction ; suture.

Vomissement fécaloïde quelques heures après le débridement.
Selles abondantes seulement le surlendemain.

On reconnaissait par la palpation à la partie inférieure droite du
ventre une tumeur résistante douloureuse, bien circonscrite, qui était
le siège d'un gargouillement superficiel; il était évident qu'il y avait
une *adhérence de l'anse intestinale réduite aux parties con-
tiguës,* adhérence qui rendait cet organe immobile dans son ensemble
et diminuait sa contractilité péristaltique.

Cette lésion explique les accidents graves qui se sont produits
*pendant les vingt-cinq jours suivants, à trois reprises diffé-
rentes, accidents violents d'iléus.*

M. C. se rétablit peu à peu.

OBSERVATION LVI

(Observation XV du mémoire de MALGAIGNE *sur les étranglements
herniaires.* In *Arch. de méd.,* 1841).

*Entérocèle énorme simulant l'étranglement. — Mort. — Nul
étranglement. — Péritonite suppurative de la hernie.*

Le 18 juillet 1840 entra dans mon service, à Bicêtre, le nommé
Leroy, âgé de 79 ans, pour une énorme hernie inguinale du côté

gauche. A en croire le malade, elle ne datait que de trois ans ; il n'avait jamais voulu s'astreindre à porter un bandage.

Le 16 juillet, ce malade s'était largement repu de viande en boulettes ; le lendemain sa hernie se tuméfia, et le 18, d'assez vives douleurs se firent sentir dans l'abdomen. A son entrée il était dans l'état suivant : le scrotum, énormément distendu, présente à peu près la forme d'une grosse vessie de porc insufflée ; la tumeur était sonore si ce n'est en quelques points vers le bas ; elle était également tendue, elle paraissait indolore au toucher.

Le ventre médiocrement *ballonné*, sonore, paraissait extrêmement sensible. Depuis le 16, *il n'y avait pas eu de selles* ; le malade affaissé demeurait couché sur le dos ; la peau était froide aux pieds et aux mains, le pouls très petit, fréquent.

Je diagnostiquai une inflammation du péritoine herniaire avec extension au péritoine abdominal : Je prescrivis un lavement au sulfate de soude, qui fut rendu presque aussitôt sans amener de matières.

Dans la journée il y eut quelques vomissements.

Le 19. Une bouteille d'eau de Sedlitz avec double dose de sel ; quelques vomissements mais pas de selles.

Le 20. Même état, nouvelle bouteille d'eau de Sedlitz ; elle ne procura pas plus de selles, et à dater de ce jour *les vomissements prirent une teinte brunâtre et l'odeur fade des matières intestinales.*

Le 21. Les efforts de vomissement épuisent le malade ; potions calmantes. Le malade succomba à cinq heures du soir.

Autopsie. — J'ouvris le sac par une grande incision verticale ; il s'en écoula aussitôt une énorme quantité d'un liquide séro-purulent fétide.

Les viscères herniés se trouvaient à la partie supérieure du sac ; ils consistaient en une *masse d'intestins ramassés en bloc,* toutes les circonvolutions réunies par des fausses membranes, une fausse membrane générale enveloppant toute la masse.

Je glissai le doigt entre les intestins et la partie supérieure du sac ; il pénétra largement dans le ventre ; j'en glissai un second à côté : tous les deux tenaient à l'aise dans l'anneau occupé en même temps par la hernie, de telle sorte que bien évidemment on ne pouvait ici accuser *nul étranglement.*

L'intestin hernié était formé par une anse très étendue de l'iléon, avec la presque totalité du cœcum, qui avait été attiré fort loin de sa place ordinaire, et qui, dans ce trajet, s'était faitune sorte de mésentère ; il n'y avait pas d'épiploon.

On ne trouva dans ces intestins, même dans le cœcum, que du mucus intestinal épais, gluant; *leurs parois denses et solides avaient une épaisseur de plus de trois millimètres.*

Dans l'abdomen, le péritoine parut absolument sain; *le petit intestin était distendu par des gaz et du mucus intestinal.*

Le côlon était à demi rempli de matières fécales molles.

Malgaigne fait suivre cette observation de ces réflexions : C'étaient bien là les caractères de l'engouement et toutes les conditions requises pour l'engouement existaient bien : hernie énorme, purement intestinale et avec une portion du gros intestin. Le malade meurt et, loin de trouver une accumulation de matières dures, il n'en existe point, même dans le cœcum.

On voit de plus l'inflammation adhésive qui a passé à la période suppurative.

A peine est-il nécessaire de répéter que l'anneau était trop dilaté pour produire un étranglement réel.

N'osant recourir aux émissions sanguines sur un vieillard épuisé, j'avais tenté les purgatifs salins tant prônés par l'Académie royale de chirurgie. Sans doute, on ne saurait exiger d'une méthode thérapeutique qu'elle réussisse toujours, même dans les cas désespérés, mais *le fait est que l'eau de Sedlitz n'a produit aucun bon résultat.*

Remarques. — Inflammation, engouement, tout cela est insuffisant pour expliquer des symptômes si graves, une mort si rapide; il y avait occlusion intestinale herniaire : les anses supérieures de l'intestin étaient distendues, le gros intestin était vide. Il ne suffisait pas de suivre le conseil de Malgaigne : « de déplorer le cas comme désespéré, et laisser du moins naturellement mourir le malade. »

OBSERVATION LVII

(A. COOPER, p. 270.)

Hernie inguinale ancienne. — Accidents guéris sans inter-
vention. — Nouveaux accidents. — Opération. — Pas
d'étranglement. — Adhérences de l'intestin au fond du
sac. — Réduction. — Guérison.

Joseph H..., âgé de 30 ans, entra à l'hôpital Saint-Thomas, le
6 septembre 1817 ; il portait depuis deux ans une hernie inguinale
droite. Il rapporte qu'il avait toujours pu, en se couchant sur le dos,
faire rentrer la totalité de la tumeur dans l'abdomen, ce qui lui était
devenu impossible, seulement depuis le 4 septembre, époque à partir
de laquelle il n'avait eu aucune selle.

Les symptômes n'étaient pas très pressants, mais le malade accusait dans la hernie une vive douleur, et tenant selon toute apparence
aux tentatives de réduction; on recommença en vain de nombreuses
tentatives.

Le malade fut alors placé dans un bain chaud, et on lui fit une sai
gnée de vingt onces ; cette opération fut suivie de syncope, mais
lorsque le malade revint à lui, il éprouva de violentes convulsions des
membres thoraciques.

Les moyens employés jusque-là n'amenèrent aucun résultat; mais
une circonstance digne de remarque, c'est qu'en pressant
sur la tumeur on a déterminé un bruit de gargouillement
et le contenu des intestins était facilement refoulé dans
l'abdomen, bien que la hernie elle-même fût complètement
irréductible. Aussitôt que le doigt était retiré, la tumeur reprenait
son volume ordinaire, c'est-à-dire le volume du poing.

7 septembre. Point de sommeil la nuit dernière, mais peu de
douleurs; on prescrivit un nouveau bain sans aucun résultat.

Le 8. Le malade eut une très légère évacuation dans la matinée ;
vers dix heures on commença l'emploi du sulfate de magnésie à
petites doses, et, dans la journée, le malade eut des évacuations un
peu plus abondantes. L'abdomen était moins tendu, mais il était

légèrement sensible dans toute son étendue. Le malade fut bien toute
la semaine suivante.

. Le 16. Le malade commença à se trouver très mal ; douleur vive
et tension de l'abdomen, qui allaient en s'accroissant ; il y avait eu
une selle dans la journée. Vers cinq heures et demie, les symptômes
étaient plus graves. L'état du malade alla en s'aggravant ; vers huit
heures, il fut pris de hoquet et de vomissements pénibles ; visage
anxieux, pouls fréquent et dur, abdomen tendu et douloureux ; le malade était évidemment en proie aux symptômes les plus graves de
l'étranglement.

Vers 9 heures 1/2, on procéda à l'opération ; on suivit la méthode
ordinaire, mais à l'ouverture du sac, il s'écoula au moins deux onces
de sérosité. On vit alors pourquoi l'intestin n'avait pu être replacé
dans l'abdomen ; en effet, en le soulevant, on s'assura que *sa partie
inférieure adhérait solidement à la surface interne du* sac.
Ces adhérences ne paraissaient *point récentes.* Aussi, bien que le
malade affirmât positivement qu'il avait toujours pu réduire sa hernie, je suis porté à croire que depuis quelques semaines, elle était
irréductible. *L'intestin lui-même était fortement distendu par
les gaz, mais n'offrait point, à en juger par l'état des vaisseaux sanguins, les traces d'un étranglement prolongé ; il
semblait même qu'aucune constriction n'avait existé, car
l'intestin ayant été vidé, deux doigts pouvaient facilement
pénétrer à travers l'anneau abdominal* jusque dans l'abdomen,
et l'intestin se réduisit avec beaucoup de facilité dès que les adhérences eurent été détruites. Le sac ne renfermait aucune portion
d'épiploon.

La plaie fut réunie par trois points de suture et quelques bandelettes agglutinatives ; à onze heures, le pouls était à 132 et moins dur ;
le malade se trouvait mieux.

Dans la nuit suivante, les selles se rétablirent ; quelques jours après,
il y eut deux abcès au niveau de la plaie opératoire ; enfin, le malade
sortit guéri le 31 octobre ; la hernie était parfaitement maintenue.

OBSERVATION LVIII

(**Forget**. In *Union Méd.*, 1851.)

Hernie crurale ancienne. — Accidents. — Adhérence en V.
— Dissection. — Réduction. — Guérison.

Une dame de 55 ans a des symptômes d'étranglement; après
bien des tentatives, M. Forget réduit la hernie. La malade se porte
bien ; quinze mois après, nouveaux symptômes d'étranglement.
Temporisation de deux jours, puis opération.

Le sac contient à peine une cuillerée de sérosité, on tombe sur une
couche pseudo-membraneuse d'un gris jaunâtre. Incision de cette
couche membraneuse, nouvel écoulement de sérosité. L'intestin est
découvert, en cherchant à le soulever pour reconnaître la disposition
des deux bouts de l'anse intestinale, les opérateurs furent frappés de
la fixité de celle-ci aux parois du sac, et de l'union intime
qui existait entre les deux bouts.

Cette situation fixe était due à des adhérences membraneuses, fer-
mes, résistantes, serrées, et dont l'organisation avancée indiquait
l'existence ancienne.

Dissection laborieuse pour dégager l'intestin, réunion par première
intention. Guérison.

OBSERVATION LVIII *(bis)*

(A. **Cooper**, p. 251.)

Hernie réduite avec adhérences des deux branches de l'anse
intestinale. — Persistance des accidents. — Mort.

Un malade qui fut opéré à l'hôpital de Guy, et chez lequel on réduisit l'intestin, sans avoir eu soin de détruire les adhérences qui s'é-
taient formées entre les anses intestinales, n'eut point de selles après
l'opération.

A l'autopsie, la seule circonstance qui put rendre compte de la

terminaison fatale de la maladie, était *l'adhérence des deux portions intestinales collées parallèlement l'une à l'autre.* L'intestin n'avait point recouvré sa couleur normale ; *les matières fécales étaient accumulées au-dessus du pli intestinal,* au-
delà duquel elles n'avaient pu se frayer un passage.

OBSERVATION LIX

(A. Cooper, p. 251.)

*Hernie inguinale. — Accidents. — Opération. — Adhérences.
— Réduction incomplète par adhérences.*

Un malade fut apporté à l'hôpital Saint-Thomas, pour une hernie
inguinale étranglée. Les essais de réduction restant sans succès l'o-
pération fut pratiquée le jour même. L'épiploon était très épaissi, on
en excisa une portion. On éprouva beaucoup de difficultés pour réduire l'intestin à cause d'une adhérence qui existait entre lui et le
collet du sac, cependant, on parvint, du moins en apparence, à obtenir la réduction.

Le lendemain, il y eut deux selles à la suite de lavements ; mais
à partir de ce moment, le malade ne rendit aucune selle jusqu'au
9 mars, époque à laquelle il mourut.

Autopsie. — On trouva dans le collet du sac l'anse de l'iléon qui
était *repliée sur elle-même et comme chiffonnée. La portion
d'intestin grêle située au-dessus était très distendue,* le jéjunum était dans un état gangréneux, *le gros intestin était vide* et
revenu sur lui-même. Il est évident que, dans ce cas, ce sont les
adhérences qui, en s'opposant à la réduction complète de l'intestin
causèrent la mort du malade.

OBSERVATION LX

(Agasse. In *Journal de Chirurgie*, de Desault. T. III, p. 135, 1792.)

*Hernie crurale étranglée. — Opération. — Adhérences. —
Débridement sans dissection. — Persistance des accidents.
— Anus contre nature. — Mort.*

Une femme âgée de 65 ans, maigre et épuisée. éprouva le 29 janvier 1790, des accidents que les gens de l'art, appelés pour la soulager, crurent d'abord l'effet de l'étranglement d'une hernie. Les réponses que la malade fit à leurs questions, leur persuadèrent que les symptômes dépendaient d'un volvulus. Cependant la continuité des accidents ramena bientôt le médecin et le chirurgien à leur première opinion. Leurs instances auprès de la malade, longtemps infructueuses, la décidèrent enfin *le 17e jour* à permettre qu'on examinât les parois du bas-ventre. Elle avoua alors qu'elle portait depuis 13 ou 14 ans, vers l'aine gauche, une tumeur qui ne rentrait pas, et qu'elle avait cachée jusqu'alors.

Cette tumeur avait en ce moment le volume et la forme d'un gros œuf de poule, et l'inspection ne laissa point de doute qu'elle fût une hernie crurale étranglée. Après quelques tentatives de réduction, on jugea l'opération indispensable, et je fus appelé le jour même pour la pratiquer. Cependant l'obstination de la malade nous obligea de la différer jusqu'au lendemain, 18e *jour des accidents.*

Le sac herniaire adhérait fortement aux parties environnantes par sa face postérieure ; après une incision longitudinale, on aperçut l'intestin étranglé ; il était très enflammé et très épais.

Il se présenta alors une nouvelle difficulté : *l'intestin était collé au péritoine* et celui-ci avait contracté de fortes adhérences avec toute la circonférence de l'anneau de sorte que la plus petite sonde à panaris ne pouvait passer entre ces parties. Je me vis obligé de diviser sur l'ongle quelques fibres du ligament de Fallope, pour pouvoir introduire la sonde cannelée sur laquelle j'achevai de lever l'étranglement.

Nous ne pûmes détruire les adhérences ni par conséquent réduire l'intestin, mais persuadés que *la cause comprimante n'existait plus,* on applique un appareil.

Le vomissement reparut cependant quatre heures après l'opération; la malade ressentit quelques coliques et vomit encore deux fois.

La nuit suivante fut beaucoup plus calme que les précédentes, quoiqu'il n'y eut point eu d'évacuation. Mais le lendemain *les accidents redevinrent aussi violents qu'avant l'opération* ; cependant après quelques verres de petit lait, il passa par les selles une petite quantité de matières jaunâtres, semblables à celles qui étaient rejetées par le vomissement.

Le 3e jour, les symptômes devinrent encore plus alarmants, *quoique l'intestin ne fût pas serré dans l'anneau*, et qu'il n'y eut ni tension, ni douleur à l'abdomen.

Le 4ᵉ jour, comme les hoquets et les vomissements étaient encore plus rapprochés, je voulus donner une issue facile aux matières en ouvrant l'anse d'intestin qui se trouvait dans la plaie, je fendis donc, suivant sa longueur, cette anse sans même que la malade s'en aperçût, bien que cette partie fût très vive ; il sortit aussitôt des vents avec un peu de matière.

La malade se trouva soulagée immédiatement ; tous les accidents se calmèrent aussitôt, à l'exception du hoquet qui se soutint encore quelque temps.

Cinq heures après, l'appareil était imbibé d'une matière jaunâtre très fluide, qui sortit encore en plusieurs jets avec beaucoup d'air. La malade était alors parfaitement bien, elle avait dormi depuis le moment de l'opération ; la nuit suivante fut très bonne.

Le lendemain, je trouvai l'appareil imbibé d'une grande quantité des mêmes matières. La malade reprenait déjà des forces.

Le 3ᵉ jour au matin, mes confrères donnèrent deux onces de manne fondue dans du petit lait bien que je m'y opposasse fortement. *Des évacuations abondantes s'établirent une heure après*, et se succédèrent continuellement, sans qu'on pût parvenir à les modérer.

La malade s'affaiblit, les syncopes se suivirent, et cette malheureuse femme périt au bout de 60 heures, le 5ᵉ jour de l'ouverture de l'intestin.

Autopsie. — Les parents consentirent à l'ouverture du bas-ventre: Je trouvai le jéjunum dilaté au point que sa circonférence était de sept pouces te demi. Cet intestin n'était point enflammé, mais *ses parois avaient plus d'épaisseur que dans l'état normal*. Il se contournait, sous une circonvolution plus voisine de l'anus, auprès de l'arcade crurale à la partie inférieure et interne de laquelle il était très adhérent. Le duodénum avait subi le même changement ; l'estomac était aussi très ample. Je mesurai depuis l'origine du duodénum jusqu'à l'arcade crurale, cinq pieds deux pouces d'intestin rempli d'air et d'un peu de matières.

Depuis l'adhérence à l'arcade jusqu'au cœcum, *le reste des intestins grêles était fort rétréci*. Les gros intestins qui avaient été distendus par des lavements fréquents ne l'étaient pas autant proportionnellement.

La dissection de l'arcade crurale fit voir que l'incision avait produit un écartement considérable, que par conséquent l'étranglement était levé et que l'intestin n'éprouvait plus aucune compression.

Remarques. — Y avait-il étranglement, quand, après 18 jours d'accidents, on trouvait l'anse herniée « encore très vive » et cela dans une hernie peu volumineuse, qui n'avait jamais été maintenue ? Cette idée ne saurait être admise quand, après un large débridement, les accidents persistent, augmentent même, jusqu'à ce que l'on pratique un anus contre nature; on n'avait donc pas affaire à un étranglement, mais à une occlusion herniaire par adhérences; celles-ci formaient un obstacle gênant depuis longtemps déjà les fonctions de l'intestin; car cette malade était maigre et épuisée, la nutrition se faisait mal, et à l'autopsie on trouve une anse herniée peu éloignée de l'estomac, une dilatation de toute la partie du tube digestif au-dessus de la hernie, et de plus une hypertrophie des parois intestinales qui luttaient depuis un certain temps contre l'obstacle.

OBSERVATION LXI

(ARNAUD. *Traité des hernies*. T. II, p. 172.)

Hernie crurale. — Accidents. — Opération, adhérences, pas d'étranglement. — Dissection. — Réduction. — Guérison.

En l'année 1726, je fis l'opération d'une hernie crurale à une vieille fille qui souffrait *depuis dix-sept jours* tous les accidents que peuvent causer les adhérences. Ils étaient si bien caractérisés que personne des consultants ne douta de leur existence. La tumeur était très ancienne, et il y avait plus de dix ans que, sans avoir rentré, elle était toujours de la même grosseur. Les vomissements existèrent pendant dix-sept jours, mais ils étaient rares, éloignés les uns des autres ;

la malade allait à la selle mais à force de lavements ; elle souffrait par intervalles des tranchées, mais elles étaient faibles et supportables.

Convaincu que l'étranglement avait moins de part aux accidents que quelque adhérence qui bridait l'intestin, je proposai l'opération comme le seul remède capable de détruire l'obstacle qui causait ces désordres.

Je trouvai d'abord le sac herniaire fort adhérent dans toute sa surface extérieure avec le tissu qui soutient la graisse. Lorsque j'eus ouvert le sac, je trouvai une portion d'intestin grosse comme un petit œuf de poule; il n'y avait pas d'épiploon. *L'intestin était adhérent au sac herniaire par sept brides,* si distinctement séparées les unes des autres, qu'elles semblaient être posées autour de l'intestin, à l'embouchure du sac, avec le même arrangement que le sont les rayons d'une roue autour de son moyeu. Il y en avait de différentes longueurs, les plus longues avaient environ deux lignes et demie, les plus courtes n'en avaient qu'une, et elles pouvaient avoir chacune une demi-ligne de diamètre ; elles étaient de la couleur des parties tendineuses ; elles étaient toutes si solides et si dures qu'il fallut faire effort pour les couper ; je me servis des ciseaux. Dès que la dernière fut coupée, l'intestin rentra de lui-même, car *il n'y avait pas d'étranglement* de la part du ligament de Fallope, ni de la part du sac herniaire. *L'intestin* était un peu enflammé, *mais en très bon état d'ailleurs ;* les accidents cessèrent après l'opération, et la malade n'a eu depuis ce temps aucun accident de sa hernie, dont elle guérit sans récidive.

OBSERVATION LXII

(ARNAUD. *Traité des hernies.* T. II, p. 159.)

Hernie ancienne. — Accidents. — Opération, pas d'étranglement, adhérences, déchirure de l'intestin. — Anus contre nature — Guérison spontanée.

En l'année 1726, je fis l'opération d'une hernie crurale de la grosseur d'un œuf de poule à un homme. L'intestin adhérent s'ouvrit dans une étendue presque ronde de deux ou trois lignes de diamètre, en voulant le détacher avec mon doigt d'avec le sac auquel il était fort adhérent. Les matières fécales coulèrent aussitôt en abondance. J'introduisis une sonde dans l'intestin pour m'assurer qu'il n'était pas assez gêné par le ligament de Poupart pour empêcher les matières de couler librement. Je trouvais qu'il y avait assez d'espace pour me dispenser de faire la dilatation du ligament.

Je laissai l'intestin au dehors ; au bout de vingt jours il fut cicatrisé et le trentième le malade fut entièrement guéri.

IV. — RÉTRÉCISSEMENTS

OBSERVATION LXIII

(Garengeot. T. I, p. 286.)

*Hernie ancienne irréductible. — Accidents. — Opération. —
Adhérences et rétrécissement de l'intestin. — Réduction
impossible — Mort.*

Une femme portait depuis sept ans une hernie crurale du côté
droit, elle l'avait toujours contenue avec un bandage, dont l'écusson
laissait sortir une portion de l'intestin, ce qui faisait que la malade
ressentait de temps en temps des douleurs de colique, des tiraillements à l'estomac et des vomissements fâcheux quoiqu'elle eut un
bandage.

Il survint, au mois de février 1728, un étranglement si considérable à cette tumeur, que la malade avait à tout moment des hoquets,
rejetait tout ce qu'on lui faisait avaler et même des matières fécales.
Les choses étant dans cet état, je fus mandé pour consulter avec
MM. Arnaud père et fils ; et comme ces messieurs avaient déjà fait
toutes les tentatives pour réussir dans la réduction, et n'avaient
eu aucun succès, qu'ils avaient saigné cinq ou six fois et appliqué
les cataplasmes nécessaires, nous ne pensâmes plus qu'à l'opération
que nous jugeâmes tous difficile.

Ayant été choisi pour opérer, la tumeur fut ouverte, nous fûmes
surpris de ne point trouver de sac herniaire et de voir l'intestin d'un
volume peu considérable. Il était de plus très mou, fort rouge, et ne
renfermait aucune matière dans la cavité, si tant est qu'il en eut encore une, car ses tuniques paraissaient fort épaisses en les touchant.

Nous trouvâmes cette portion d'intestin, ainsi rétrécie, *tellement
unie avec le ligament de Fallope et les vaisseaux cruraux,*
qu'elle semblait faire corps avec ces parties, et les adhérences étaient
de toutes parts si intimes qu'il ne nous fut pas possible d'introduire

l'extrémité du plus petit stylet entre l'intestin et les parties qui lui avaient permis le passage.

Malgré près d'une demi-heure de dissection, pendant laquelle nous coupâmes non seulement le ligament de Fallope, mais plus de deux travers de doigt du petit oblique et du transverse, qui paraissaient aussi faire corps avec l'intestin, tant ils y étaient adhérents, malgré, dis-je, ce long et pénible travail, nous ne pûmes dégager l'intestin que par sa partie antérieure. On peut même s'imaginer que, dans un semblable ouvrage, ce dégagement n'était qu'imparfait. Mais à peine eûmes-nous donné quelques coups de bistouri, de ciseaux mousses, de déchaussoir (car nous mîmes tout en usage) vers la surface posté-rieure de l'intestin, que nous la trouvâmes comme corporifiée avec le tissu cellulaire.

Nous voulûmes alors faire nos efforts pour détacher l'intestin des vaisseaux cruraux, mais nous n'eûmes pas plutôt détruit quelques-unes des adhérences que nous aperçûmes les battements de l'artère crurale. Je dis pour lors à mes confrères qu'il m'était impossible de pousser plus loin ma dissection, sans ouvrir ou l'intestin, ou l'artère, et que par l'ouverture de ce vaisseau, la malade périrait en nos mains sans que nous pussions lui apporter de soulagement. Ainsi, cette circonstance importante, et la longueur du temps qu'il y avait déjà que nous opérions, nous fit laisser la malade jusqu'au lendemain. *Quoique l'étranglement fût levé, il n'y eut, le lendemain, aucun des accidents qui changeât, ils augmentèrent même,* et la malade mourut la nuit suivante.

Garengeot attribue à la compression du bandage mal fait, qui per-mettait encore à l'intestin de sortir, et aux inflammations que celui-ci a dû éprouver, le rétrécissement de l'intestin. Comme, par les diffé-rents froissements et inflammations qui étaient arrivés à l'intestin dont nous parlons, il s'était considérablement rétréci, que ses tu-niques avaient acquis plus d'épaisseur, que sa cavité, par conséquent, était presque entièrement anéantie et que toute la circonférence de cet intestin avait contracté des adhérences si intimes avec toutes les parties voisines, qu'il semblait ne faire qu'un corps avec elles, il suit naturellement que, quand on aurait pu le disséquer sans endom-mager ou l'intestin ou les vaisseaux cruraux, et le remettre dans le ventre, que sa cavité n'ayant pu permettre le passage des matières, les mêmes accidents eussent subsisté et la malade en fût morte. Mais comme il n'est pas possible de faire un pareil ouvrage, il faut prendre

son parti et penser seulement à procurer la sortie des matières fécales. On doit toujours conclure de cette observation que les mauvais bandages exposent les malades à de grands périls.

OBSERVATION LXIV

(CAYOL. *Mémoire qui termine sa traduction du Traité des hernies*
de SCARPA, p. 415.)

*Hernie inguinale gauche ancienne. — Accidents d'étrangle-
ment, pas d'opération. — Accidents consécutifs éloignés.
— Mort.*

Un homme, âgé de 47 ans, était incommodé depuis quinze ans d'une
hernie inguinale du côté gauche. Son bandage contenait si mal sa
hernie, qu'il était obligé de la réduire jusqu'à huit ou dix fois par
jour.

Le 9 juillet 1810 en faisant un effort, il sentit son bandage se déplacer, en même temps une douleur vive dans la tumeur qui devint
volumineuse, dure, irréductible, puis de violentes coliques.

Pendant trois jours un officier de santé fit des tentatives inutiles de
réduction, puis il envoya le malade à l'Hôtel-Dieu de Provins.

Voici quel était alors son état : Tumeur dure, volumineuse, douloureuse, de couleur brune, coliques violentes, avec hoquet et borborygmes, vomissements de matières fécales, suppression complète des
évacuations alvines ; froid des extrémités.

On ne fit point l'opération. *Ces symptômes persistèrent durant
deux semaines* sans changement notable. Ils diminuèrent lorsque
les évacuations alvines reprirent alors leurs cours naturel.

Après cinq ou six jours de rémission tous les accidents reprirent
leur intensité. Ils se calmèrent de nouveau ; le malade recouvra peu
à peu l'appétit et les forces. Cependant, lorsqu'il sortit de l'hôpital
après y avoir séjourné environ un mois, il vomissait encore quelquefois ; il éprouvait des coliques et des borborygmes presque continuels.
La tumeur herniaire était restée irréductible.

Pendant environ quatre mois que Beaumont passa chez lui, il eut
des borborygmes et des coliques ; il était habituellement constipé ;

mais tous les dix à douze jours il était pris tout à coup d'une diarrhée excessive. De temps en temps il éprouvait encore des vomissements de matières fécales, qui étaient toujours annoncés par la suppression des selles et par de violentes douleurs d'entrailles ; il avait un appétit très vif, et néanmoins il maigrissait et s'affaiblissait de jour en jour.

Il revint à Paris et entra à l'hôpital de la Charité.

De temps en temps, il avait pendant un jour ou deux une diarrhée très abondante ; il n'avait d'autre incommodité que quelques coliques par intervalles, ordinairement après le repas, et des gargouillements presque continuels.

Le 2 janvier, cet homme tomba tout à coup dans un état de prostration extrême. Il mourut le 3.

Je fis *l'ouverture du cadavre*. Le sac herniaire était épais et très dense ; dès qu'il fut ouvert, le premier objet qui se présenta fut une portion d'épiploon, dont l'extrémité inférieure, assez épaisse, adhérait d'une manière très intime au fond du sac. Derrière cette portion d'épiploon, nous trouvâmes *une anse d'intestin, longue de quatre à cinq pouces, dont l'extrémité, formant un angle aigu, adhérait aussi d'une manière très intime au fond du sac herniaire* et à la portion d'épiploon dont nous venons de parler.

Dans l'endroit même de cette adhérence, l'intestin était considérablement rétréci et comme étranglé. En l'ouvrant avec précaution, nous vîmes que sa cavité pouvait à peine contenir l'extrémité du petit doigt et nous distinguâmes facilement sur la membrane muqueuse une cicatrice circulaire, dont la largeur variait depuis une demi-ligne jusqu'à une ligne et demie.

En détruisant les adhérences, on ne put éviter de déchirer la cicatrice.

L'anse renfermée dans le sac herniaire était formée par le commencement de l'iléon ; *elle n'avait pas la plus légère adhérence avec l'anneau inguinal qui était très large.*

Toute la portion de l'anse intestinale, située au-dessus du point rétréci et adhérent, était notablement dilatée et distendue par des gaz. La distension devenait encore plus considérable au delà de l'anneau inguinal et se prolongeait dans toute la partie supérieure de l'intestin grêle.

La portion située au-dessous du point rétréci était beaucoup moins large ; elle ne contenait presque pas de gaz. Le gros intestin avait à peine le tiers du volume de la partie supérieure de l'intestin grêle.

OBSERVATION LXV

(Obs. XXXI. Thèse de NICAISE.)

Entérocèle inguinale droite volumineuse étranglée.— Réduction par le taxis. — Persistance des phénomènes d'étranglement. — Opération. — Section d'une bride. — Rétrécissement de l'intestin. — Mort.

Un homme de 52 ans entre à la Pitié le 17 janvier 1866. La hernie existe depuis 25 ans et n'a jamais été contenue par un bandage ; elle devient irréductible le 14 janvier. Les symptômes d'étranglement se montrent bientôt. M. Gosselin fait la réduction par un taxis de seize minutes, le malade étant anesthésié. Le 18, la tumeur reparaît. Les symptômes d'étranglement qui n'avaient pas cessé complètement, se prononcent davantage. M. Gosselin fait alors la kélotomie ; *l'étranglement était dû à une bride fibreuse*, se portant d'une paroi du sac à l'autre.

Symptômes de péritonite. Mort le 19, à cinq heures du soir.

Autopsie le 21. — Les circonvolutions de l'intestin grêle sont congestionnées et fortement distendues par les gaz ; le gros intestin, au contraire, est vide et rétracté.

A quarante centimètres environ de la valvule iléo-cœcale, l'intestin grêle s'infléchit brusquement et présente un *rétrécissement*, qui permet à peine l'introduction d'une sonde.

On ouvre au-dessus et au-dessous, et on voit que ce rétrécissement est dû à une constriction qu'a subie l'intestin à ce niveau, constriction attestée par la destruction de la muqueuse, l'épaississement et l'inextensibilité des autres tuniques.

Au-dessous de ce point, les anses intestinales présentent des *flexuosités* et des *adhérences* entre elles très grandes ; elles sont inégales, irrégulières.

Une de ces anses se porte à la paroi postérieure du sac herniaire, au dedans duquel elle proémine, et est intimement unie à cette paroi ; elle est confondue avec elle dans une étendue de six à sept centimètres à peu près, ce qui est dû sans doute à des *adhérences anciennes*.

OBSERVATION LXVI

(A. CHAUFFARD. — *Bull. Soc. anat.*, 1882.)

Hernie inguinale ancienne de l'S iliaque. — Cancer de l'anse herniée avec propagation au sac. — Péritonite aiguë.

L. Jolivet, âgé de 52 ans, entre le 20 juin 1882 dans le service de M. le professeur Peter, à la Charité, pour des accidents abdominaux ; la veille cet homme avait été pris brusquement sans cause appréciable de douleurs abdominales, de vomissements verdâtres, son ventre s'était tuméfié.

A son entrée, le malade présente tous les signes d'un état général grave ; facies grippé, ballonnement, vomisements verdâtres et diarrhée séreuse assez abondante, le diagnostic de péritonite aiguë s'imposait.

Restait à trouver la cause, le point de départ de cette péritonite et l'attention était immédiatement attirée sur une grosse hernie inguinale gauche que portait le malade. Cette hernie était de date très ancienne mais depuis six mois seulement elle était devenue irréductible.

Actuellement cette hernie du volume des deux poings, peu douloureuse à la pression, était irréductible, d'une consistance pâteuse, partout mate. Depuis l'apparition des accidents abdominaux, elle n'était, au dire du malade, ni plus sensible, ni plus tendue, ni plus grosse. On ne pouvait donc songer à un étranglement et le diagnostic porté fut : vieille entéro-épiplocèle irréductible et péritonite aiguë généralisée consécutive probablement à une péritonite herniaire.

Pendant les jours suivants, l'état général et local ne fit que s'aggraver ; le 24, le malade mourait en plein collapsus péritonitique.

Autopsie. — Elle montra les lésions d'une péritonite aiguë généralisée ; d'autre part le foie était très volumineux, et présentait sur sa convexité trois noyaux cancéreux marronnés, du volume d'une mandarine ; c'étaient les caractères d'un cancer secondaire. La dissection du sac herniaire montrait que la tumeur primitive occupait l'anse herniée.

La hernie était une pure entérocèle ; elle était formée par une anse de 20 centimètres environ de long, du gros intestin, à l'union de l'S, iliaque et du rectum. Cette anse herniée adhérait intimement au sac

B.   13

péritonéal et l'on ne pouvait que difficilement l'en séparer ; le sac et l'intestin étaient comme soudés par des adhérences épaisses résistantes discontinues et comme lacunaires, dues à l'interposition d'un tissu non pas fibreux, mais grisâtre riche en vaisseaux, friable et d'apparence plutôt néoplasique qu'inflammatoire. Au niveau du collet, le sac communiquait librement avec la cavité péritonéale sans étranglement ni coarctation notable, et la péritonite cancéreuse herniaire se transformait en péritonite inflammatoire aiguë.

Les parois intestinales étaient augmentées d'épaisseur et étaient, au niveau de l'insertion mésentérique, le siège d'une tumeur volumineuse, constituée par des lobules mamelonnés, d'un tissu rosé, friable, vasculaire.

Réflexions. — Sous l'influence du traumatisme incessant provoqué par le bandage, l'anse herniée devint un locus minoris resistentiæ; elle entra en état d'imminence morbide et la prédisposition du sujet aidant il s'y développa une tumeur cancéreuse.

Les accidents ultérieurs se comprennent aisément étant donné que le fongus cancéreux ne rétrécissait qu'à peine le calibre de l'intestin et devait ainsi provoquer plutôt de la diarrhée que des accidents d'obstruction intestinale.

V. — CORPS ÉTRANGERS

OBSERVATION LXVII

(DOYEN, interne des hôpitaux. In *Bull. Soc. anat.*, 1882.)

Hernie ombilicale ancienne. — Accidents d'obstruction
intestinale. — Mort. — Autopsie.

La nommée F... (Marie), âgée de 59 ans, blanchisseuse, entre le
23 juin, à quatre heures du soir, dans le service de M. Lucas-
Championnière.

Depuis trois ans elle porte une grosse hernie ombilicale, survenue
à la suite de grossesses répétées. Jamais de bandage.

Il y a deux jours, cette femme déjeuna presque uniquement de
navets mal cuits. Quelques heures après, elle éprouva de la gêne
dans la région épigastrique.

La hernie grossit dans la nuit; le lendemain toute la région ombilicale est tendue, douloureuse.

Inquiète de ne pas aller à la garde-robe, la malade prend un
lavement, suivi d'une selle copieuse; puis de l'huile de ricin, mais à
partir de ce moment, ni matières ni gaz ne sortent par l'anus.

La tension de la tumeur s'exagère à la suite du purgatif. La malade
tombe dans la prostration ; on l'amène à l'hôpital.

Une énorme tumeur, grosse comme les deux poings, occupe l'em-
placement de l'ombilic. La peau distendue est verdâtre au centre,
brunâtre, violacée à la périphérie, et exhale une odeur de putré-
faction.

Le soir, ponction aspiratrice avec l'appareil Potain. On obtient des
gaz fétides et une petite quantité de sérosité sanguinolente. La nuit
précédente, le matin, il y a eu des vomissements fécaloïdes.

Etat général grave, extrémités refroidies.

Le lendemain, M. Lucas-Championnière trouve la malade dans le
même état ; la peau sphacélée est incisée. Le liquide du sac s'écoule

et les intestins gonflés de gaz font irruption au dehors. Une incision
en laisse sortir des matières fécaloïdes, où l'on retrouve des fragments
de navets mal digérés.

M. Lucas-Championnière maintient au dehors, par une ligature,
l'anse intestinale réséquée. La région est recouverte de charpie phéniquée, d'un taffetas gommé, d'une couche d'ouate et d'un bandage de
corps.

Le malade meurt à cinq heures du soir.

Autopsie. — Une incision elliptique isole la masse de la hernie
du reste des parois abdominales.

Dans l'orifice ombilical s'engagent à la fois l'extrémité pylorique
de l'estomac et toute la portion mobile du duodénum, l'angle droit
du côlon entraînant à sa suite une bonne partie des côlons ascendant et
transverse. Aucune trace de péritonite récente. La cavité du sac est
d'ailleurs complètement isolée de la cavité abdominale. Les viscères
herniés, plissés comme le collet d'une bourse au niveau de l'anneau
ombilical, adhèrent à son pourtour par de vieilles adhérences. La
hernie est sans doute irréductible depuis longtemps déjà.

La cavité du sac est recouverte d'une véritable séreuse. On y
remarque des cloisons incomplètes ; l'intestin contenu dans le sac est
brunâtre, sans consistance.

L'orifice herniaire mesure 25 millimètres de diamètre.

Remarques. — Dans ce fait, on voit que les parties de
l'intestin en rapport avec le collet de la hernie sont unies
à ce collet par des adhérences anciennes ; elles y étaient
donc depuis longtemps déjà sans causer d'accidents ; ce
n'est donc pas un étranglement véritable qui a pu se faire à
ce niveau.

D'ailleurs l'intestin n'était pas serré, puisqu'en l'ouvrant
on y trouve des navets mal digérés ; le bout supérieur était
donc perméable, et c'est dans le reste de l'anse herniée
qu'il s'est passé un changement déterminant l'occlusion intestinale.

L'intestin replié, plissé, laissait passer les matières intestinales suffisamment digérées, mais son calibre s'est trouvé

insuffisant au niveau d'un coude ou du plissement par les adhérences, quand les navets d'un volume et d'une consistance assez grands se sont présentés au passage.

Les anciens auraient dit engouement; Malgaigne, inflammation; nous dirons occlusion intestinale.

OBSERVATION LXVIII

(O'Beirne. In *Dublin Journ. of Med. sciences*, 1839.)

Hernie inguinale ancienne. — Accidents. — Opération. — Adhérences. — Obstacle au passage des matières. — Mort.

Homme de 65 ans, hernie scrotale gauche volumineuse, datant de 35 ans, non contenue, toujours réductible (?) jusqu'à ces derniers jours.

Depuis quatre jours, gonflement, irréductibilité, constipation. Etat actuel : abdomen tendu, un peu sensible à la pression. La constipation continue ; quelques nausées, mais pas de vomissements.

Tentatives inutiles de réduction ; emploi infructueux du tube de O'Beirne pour extraire les gaz du côlon. Le malade est porté à l'hôpital Richmond.

M. M'Dowel pratique l'opération de la hernie. L'intestin contenu dans la tumeur est une anse du côlon. En arrière et sur les côtés on ne peut voir la surface de l'intestin parce qu'elle est adhérente au sac, mais en avant elle est considérablement congestionnée. Sa cavité est farcie d'excréments endurcis.

L'intestin étant adhérent, on se décide à le laisser dans la plaie ; du moins *on cherche à le vider* par la pression des excréments qu'il renferme. Pour y parvenir, *il devient nécessaire de diviser l'anneau* dans une étendue considérable.

Réunion de la plaie par une suture. Vives souffrances pendant la nuit ; le lendemain, le scrotum est très douloureux. Il n'y a ni nausées, ni vomissements. Le troisième jour le malade a une évacuation alvine. Il succombe le quatrième jour.

A l'autopsie on ne trouve pas d'inflammation dans le ventre ; on ne regarde pas la hernie, et on conclut que le malade a succombé à une irritation constitutionnelle.

Remarques. — Ce fait est donné comme exemple d'engouement. Mais ne peut-on comparer ces matières dures à de véritables corps étrangers arrêtés par une disposition anormale de l'intestin. Il y avait un obstacle au passage de ces excréments endurcis, puisque pour les faire cheminer par pressions directes on a dû débrider l'anneau dans une étendue considérable.

VI. — CURE RADICALE

OBSERVATION LXIX

(Communiquée par M. Trélat.)

*Entéro-épiplocèle non congénitale (?). Intestin réductible.
Epiploon adhérent. — Hernie irréductible, incoercible,
augmentant de volume et devenant une infirmité grave.
— Cure radicale.*

Boissier (Auguste), âgé de 30 ans, garçon de cuisine, entré le
4 janvier 1887, à la Charité.

Antécédents personnels : à vingt ans, il quitte la profession de garçon boucher sur les conseils de son médecin ; il est alors porteur d'une
hernie inguinale gauche qui date de six mois ; il ne porte qu'un suspensoir. Réformé du service militaire, il devient garçon de cuisine ;
il n'a jamais de douleur, jamais la hernie ne fut réduite ; elle augmente
peu à peu de volume.

Le 1er janvier 1887, à la suite de fatigues, il est pris de vomissements alimentaires, ces vomissements se renouvellent le 3, dans la
nuit.

Le 4, au matin, il entre à l'hôpital ; une légère tentative de taxis
provoque du gargouillement et la réduction d'une anse intestinale,
mais il reste un paquet épiploïque volumineux. A ce moment, l'état
général est parfait ; il n'y a pas de signe d'étranglement. Après un
bain il est examiné sous le chloroforme par M. Trélat, qui constate
une hernie épiploïque irréductible.

Les jours suivants, sous l'influence du repos, les vomissements ne
se sont pas reproduits. A plusieurs reprises, on peut constater que
l'intestin s'engage dans le canal inguinal et descend sur l'épiploon,
fixe et adhérent, mais la réduction de l'intestin est toujours facile.

Cure radicale. — Chloroforme difficile ; légère agitation presque
tout le temps.

Dissection : Ouverture du sac qui présente deux loges ou mieux deux parties : une supérieure, vrai sac herniaire, une inférieure, la vaginale. A leur jonction existe une sorte de collet, un anneau épais et dur auquel adhère fortement et en plusieurs points la masse épiploïque. Sauf les adhérences, cette disposition rappelle celle que j'ai décrite à la Société de chirurgie, communication de la vaginale avec un sac par un anneau étroit. A la partie supérieure de l'incision, l'épiploon est libre et peut être lié par quatre ligatures en chaîne au gros catgut. Temps un peu long, le fil casse deux fois. Après examen attentif et une petite ligature supplémentaire, l'épiploon est sectionné, la surface bien nettoyée au bi-iodure ; les fils coupés et abandonnés ; 210 grammes d'épiploon réséqué.'

Dissection du sac et de l'infundibulum facile en haut ; mais en bas c'est la vaginale : le testicule est à nu.

Une portion est réséquée ; conservation attentive des vaisseaux et du canal déférent. Suture de la vaginale comme dans la cure de l'hydrocèle ; catgut fin 8 à 9 points.

Le pédicule du sac est lié par deux catguts en chaîne et abandonné. Résection de ce qui reste du sac.

Suture perdue du trajet inguinal au gros catgut ; 3 points en travers et ressortant sur le pilier externe ; en bas un 4e accolant l'une à l'autre les parois du trajet. Grand soin pour ménager le cordon et ses vaisseaux. La plaie est devenue très petite. Un drain en haut ; un drain en bas. Suture au fil d'argent fin : 9 ou 10 points. Pansement compressif soigné, spica, large bandage.

L'opération a duré une heure et demie. Pendant toute sa durée, grands soins antiseptiques, compresses phéniquées, abords de la plaie, etc.

Le 29. Pansement. Retiré les tubes. Bon état. Marche excellente de la guérison.

Visité le 15 mars. Guérison parfaite, plaie linéaire ; testicule souple et mobile ; cordon un peu volumineux, indolent.

Le doigt, invaginant la peau et se présentant à l'anneau inguinal, trouve celui-ci clos et bouché. La toux ne détermine aucune impulsion ; nulle douleur.

OBSERVATION LXX

(Communiquée par M. TERRIER.)

Hernie inguinale volumineuse avec adhérences. —
Cure radicale. — Guérison.

Le nommé Fauvet (Victor), âgé de 56 ans, entre le 7 juin 1886, salle Jarjavay, hôpital Bichat, il est porteur d'une hernie inguino-scrotale gauche très volumineuse dont il demande à être débarrassé.

La hernie qui date de 4 ans, avait alors le volume d'un petit œuf; peu à peu elle augmenta de volume et aujourd'hui elle forme une tumeur de la grosseur de la tête d'un enfant. Régulièrement arrondie elle dépasse en bas le tiers supérieur de la face interne de la cuisse; en haut elle se continue avec la paroi abdominale par une base d'implantation très large, que l'épaisseur du tissu graisseux sous-cutané ne permet pas de délimiter facilement.

La bourse gauche est distendue à l'extrême, et la verge, complètement dépouillée de son enveloppe cutanée, disparaît entièrement dans la tumeur.

Jamais le malade n'a porté de bandage, la hernie ne causait d'ailleurs au début qu'une gêne très modérée de la marche, et de plus, jusqu'à il y a trois mois encore, elle se réduisait avec facilité dès que le malade était couché.

A cette date, elle devint douloureuse, des coliques assez intenses se produisirent; depuis lors la hernie fut irréductible, et aujourd'hui encore elle est sonore dans toute son étendue, mais sa réduction est impossible.

Il reste, malgré toutes les tentatives du taxis, une portion d'anse intestinale adhérente au sac, du volume d'une orange environ. De plus, on sent avec une grande netteté, une espèce de cordon épais, avec une série de nodosités qui font penser aux appendices épiploïques du gros intestin.

Pendant 20 jours on tint le malade au lit en lui administrant un purgatif tous les deux jours; mais la hernie conserva son volume et resta absolument irréductible.

Suivant la coutume du service, le champ opératoire fut rasé et désinfecté par des pansements au sublimé pendant les 5 ou 6 jours qui précédèrent l'opération.

Le 24 juillet M. Terrier fait la cure radicale en s'entourant des précautions antiseptiques les plus minutieuses.

Incision de 15 centimètres environ, remontant en haut au-dessus de l'arcade de Fallope à deux travers de doigt ; les tissus sont incisés couche par couche avec lenteur, et des pinces à forcipressure appliquées aussitôt sur les vaisseaux qui donnent. On arrive ainsi sur une paroi blanchâtre qui n'est autre que le sac herniaire très épaissi. Une incision y est pratiquée de haut en bas, en se guidant sur le doigt, et des pinces à pression tiennent écartées les lèvres de la plaie. A ce moment s'échappe, sous l'influence d'efforts de toux très gênants, une grande quantité d'intestin.

La chloroformisation ayant été poussée plus loin et la toux calmée, on constate que la hernie est formée par la majeure partie de l'S iliaque caractérisée par ses appendices graisseux et ses bandes longitudinales : l'anse herniée a une longueur de 15 à 20 centimètres.

M. Terrier essaye alors la réduction, mais elle est impossible, du moins en totalité ; il reste, en effet, solidement adhérente au sac, une portion d'anse intestinale d'une longueur de 8 à 10 centimètres ; ces adhérences sont larges, résistantes, il y a une véritable soudure entre le mésocôlon et le sac.

L'incision du sac ayant été prolongée en haut et en bas, et l'intestin ayant été recouvert d'une compresse phéniquée, M. Terrier détruit avec les ciseaux et les doigts, les adhérences qui maintiennent l'intestin irréductible. Cette dissection assez laborieuse doit être poussée très haut, jusque dans l'anneau inguinal et de nombreux vaisseaux doivent être pincés. L'intestin ainsi libéré peut être enfin réduit, une grosse éponge montée est poussée à sa suite dans le canal inguinal.

La dissection du sac commence alors, elle est pratiquée sans grandes difficultés avec les doigts et les ciseaux ; bientôt la presque totalité du sac est réséquée, il ne reste plus que la partie supérieure dans l'anneau ; mais il n'y a pas là un véritable collet du sac, il n'y a qu'un lambeau antérieur adhérent à l'orifice : aussi ne fait-on pas, comme à l'ordinaire, la suture du collet du sac, mais la suture de l'anneau avec de gros catgut.

En bas et en arrière, il reste aussi un lambeau du sac adhérent aux éléments du cordon ; il est laissé en place. On constate alors que la

tunique vaginale a été ouverte sur une petite étendue ; les bords de
la plaie sont rapprochés par une petite suture en bourse.

Après un lavage avec la solution phéniquée forte, deux gros drains
sont placés parallèlement dans la plaie, et la suture cutanée est faite
au crin de Florence. L'opération a été faite sous le spray, elle a duré
1 heure 1/4. — Pansement de Lister.

Dans la journée le malade est dans un état très satisfaisant, il n'a
pas vomi, il a rendu des gaz par l'anus. T. = 37°,8.

Le 25. La nuit a été très bonne ; aucune douleur, pas le moindre ballonnement du ventre. T. = 37°,4.

Le 27. Pansement, aucune réaction inflammatoire, la plaie a un
aspect excellent. Uu lavement détermine une selle abondante.
T. = 37°.

Le 29. Un peu de constipation, la langue est un peu épaisse.
T. = 37°,6.

Le 30. Pansement ; la plaie n'a pas suppuré, mais il s'est
écoulé par le drain un liquide noirâtre, ayant une odeur désagréable ;
on refait un pansement à l'iodoforme et à l'acide phénique. —
T. = 38°,4.

1er août. Le pansement ayant été souillé par l'urine est levé : la
plaie cutanée est complètement réunie, on enlève la moitié des fils ;
les drains ont encore donné issue à un liquide noirâtre à odeur
infecte rappelant absolument l'odeur des matières fécales ; il s'est
produit évidemment une petite fistule stercorale.

Le 5. On n'a pas fait de pansement depuis cinq jours et la température n'a pas dépassé 35°,5 ; la fistule a très peu laissé écouler de
matière. Malgré cette complication aucune inflammation du scrotum,
aucune douleur ; on enlève les dernières sutures.

Le 8. Le pansement n'est plus souillé par les matières fécales, on
ne laisse qu'un drain.

Le 17. Il n'existe plus qu'un petit trajet donnant lieu à une suppuration minime.

8 septembre. Le malade part pour Vincennes complètement
guéri.

10 octobre, il rentra dans le service pour avoir un bandage. La
cicatrice qui est blanche dans toute son étendue, mesure 13 centimètres de longueur. Le malade étant couché, on constate que,
pendant la toux, il persiste au niveau de l'anneau une légère
impulsion.

Lorsque le malade est debout on constate l'existence d'une pointe de hernie, du volume d'une noix ; il n'existe plus ni douleur pendant la marche, ni troubles digestifs, pas d'atrophie testiculaire, et l'état général est excellent.

OBSERVATION LXXI

(Communiquée par M. Terrier.)

Hernie inguinale ancienne irréductible. — Adhérences. — Cure radicale. — Guérison.

Le nommé Ménage (Isidore-Auguste), âgé de 44 ans, maçon, entre le 27 mai 1884, dans le service de M. Terrier, salle Jarjavay, n° 26, hôpital Bichat.

A 26 ans, c'est-à-dire il y dix-huit ans, cet homme ressentit pour la première fois de la gêne et de la douleur au niveau de la région inguinale gauche ; dans les efforts et les accès de toux, le malade portait instinctivement la main vers le point douloureux.

Quatre ans plus tard, le malade constata une petite saillie dans les efforts, au niveau de l'anneau inguinal ; il porte un bandage pendant un an, puis il en abandonne totalement l'usage.

La hernie s'est accrue lentement, elle a mis dix ans pour arriver au fond des bourses ; depuis trois ans, elle est presque constamment dans le scrotum ; elle est le siège de coliques très fréquentes ; quand le malade se livre à des travaux pénibles les douleurs augmentent d'intensité et s'accompagnent de nausées, plusieurs fois même le malade a dû garder le lit et faire appeler un médecin pour réduire la hernie : peu après, le malade abandonnait le bandage et la hernie redescendait dans les bourses.

Depuis un an, les douleurs sont continues et assez vives pour rendre tout travail impossible ; de plus la tumeur est devenue complètement irréductible.

Deux essais de réduction sans anesthésie, faits l'un par M. Richet à l'Hôtel-Dieu, l'autre à l'hôpital Cochin, sont restés infructueux.

La tumeur est allongée, régulièrement arrondie, sa longueur est de 0,20 cent., sa circonférence de 0,33 cent. ; son extrémité inférieure descend jusqu'au milieu de la cuisse ; l'extrémité supérieure est vaguement marquée au niveau de l'anneau inguinal externe par un léger étranglement ; le pénis a disparu, sa place est indiquée par l'orifice du prépuce ; la bourse droite, normale, est appendue à la face interne de la tumeur. La peau est distendue, amincie, il y a une plaque d'eczéma au niveau du pli génito-crural. La consistance de la tumeur est ferme et uniforme, partout le doigt a la sensation de lobules graisseux qu font penser à l'épiploon. La tumeur est mate dans toute son étendue. La tension est trop grande pour qu'un doigt puisse être introduit dans l'anneau inguinal. Le siège du testicule gauche ne peut être fixé par la palpation, et la compression ne cause en aucun point la douleur caractéristique.

Le malade a contracté la syphilis il y a six mois ; depuis quatre mois il porte une roséole généralisée, il n'a suivi aucun traitement.

Dès son entrée le malade est soumis au traitement suivant : un bain tous les deux jours et alternativement sulfureux et alcalin ; les jours où le malade ne prend pas de bain, c'est-à-dire tous les deux jours, il est purgé avec de l'eau de Sedlitz ; alimentation très légère ; une cuillerée à bouche de sirop de Gibert, tous les jours.

Ce traitement est continué pendant deux mois et sous son influence, la tension de la tumeur a un peu diminué, mais l'irréductibilité est toujours aussi absolue.

Opération le 31 juillet 1884 : La chloroformisation fut assez facile et complète tout le temps de l'opération.

Incision sur le scrotum, longue de 10 centimètres environ et partant de l'anneau inguinal externe pour arriver jusqu'à la partie moyenne des bourses. On sectionne les tissus couche par couche et sur la sonde cannelée ; il y a beaucoup de graisse dans le tissu cellulaire sous-cutané. On arrive ainsi sur une coque épaissie qui, incisée dans l'étendue de 1 centimètre, donne accès dans la cavité du sac herniaire ; la partie antérieure de cette coque est incisée en haut et en bas, en se guidant sur le doigt. Des pinces à forcipressure sont placées sur les lèvres de cette incision, de façon à les entr'ouvrir facilement. Au-dessous on aperçoit une masse graisseuse jaunâtre, prise au premier abord pour de l'épiploon, mais la lobulation et l'isolement possibles de petits lobes de cette graisse, montrent qu'on a affaire à des appendices épiploïques. De plus, au niveau de leur insertion, on reconnaît les bandes longitudinales du gros intestin. Ces appendices longs de 4 à 5 centimètres, quelques-uns sont renflés en massue et gros comme des marrons, ils sont formés d'une graisse jaunâtre assez résistante.

A la partie inférieure de la tumeur et en dedans, en suivant un paquet de veines turgescentes, on arrive sur une tumeur arrondie, consistante, qui est le testicule, offrant à sa partie supérieure des adhérences intimes avec les appendices graisseux et la coque fibreuse du sac herniaire. Cette séparation faite avec des ciseaux et le bistouri est difficile ; la rupture et la section de ces adhérences donne lieu à un écoulement sanguin assez abondant, arrêté par des pinces hémostatiques ; certainement on intéresse les vaisseaux du cordon. On constate nettement, que toute la tumeur herniaire est constituée par une anse de gros intestin longue de 25 à 30 centimètres, l'S iliaque, intimement adhérente à la coque fibreuse dont nous avons parlé, coque qui n'est autre que le sac herniaire fort épaissi.

L'ouverture faite aux téguments et au sac herniaire fut agrandie dans le but de faciliter les manœuvres ultérieures. Puis, soit avec les doigts, soit avec des ciseaux, on isole en haut une notable partie de l'anse intestinale, mais l'on ne peut réduire la portion d'intestin ainsi libérée. Il faut continuer l'isolement jusqu'au fond des bourses, au point où existaient déjà des adhérences avec le testicule, adhérences qui ont été déchirées et sur les vaisseaux desquelles on a mis des pinces à forcipressure.

Dès lors, l'anse herniée semble libérée dans toute son étendue; toutefois, en avant et en haut, on remarque une véritable cloison analogue au mésentère, et qui d'ailleurs n'est autre que lui, aussi en partie adhérent au sac herniaire. Ce mésentère induré paraît être cause de la non-réduction de l'anse intestinale, aussi est-il sectionné longitudinalement de façon à rendre plus mobile encore la longue anse de l'S iliaque herniaire.

Des essais de réduction sont encore tentés, mais en vain, ce qui s'explique par la fusion intime des parois de l'intestin et du collet du sac herniaire.

Il faut donc encore débrider en haut dans une étendue d'environ cinq centimètres, en se guidant sur le doigt introduit dans le trajet inguinal dilaté; deux pinces sont placées sur la sous-cutanée abdominale sectionnée dans cette manœuvre opératoire.

Puis on dissèque avec les doigts et des ciseaux, les deux bouts de l'anse adhèrent absolument au collet du sac et sont confondus en quelque sorte avec lui.

C'est alors, qu'en commençant par le bout situé en arrière, on put enfin, peu à peu et facilement, réduire toute l'anse herniée dans la cavité de l'abdomen.

Des ligatures à la soie phéniquée furent placées sur les vaisseaux saisis avec les pinces à forcipressure. Une ou deux ligatures placées sur l'anse herniée furent réduites avec elle dans l'abdomen.

Le sac herniaire, fort épaissi au niveau du canal inguinal, fut séparé des parties voisines, excisé et obturé avec une première ligature en soie, le fermant en bourse. Deux autres ligatures en anse furent placées un peu plus bas et en arrière ; elles fermaient le canal inguinal, mais on s'aperçut que l'anse postérieure enserrait le cordon et le canal déférent ; elle fut immédiatement coupée.

La plaie scrotale et celle de la paroi abdominale furent suturées avec du fil d'argent et deux tubes à drainage furent placés sous les sutures, l'un en bas plongeant sous le testicule, l'autre en haut remontant vers le canal inguinal.

Pansement de Lister et compression des parties avec des éponges plates et de l'ouate phéniquée.

L'opéré est reporté dans son lit, la cuisse du côté opéré est maintenue fléchie sur le bassin.

L'opération a duré plus d'une heure et demie et a été faite d'après les principes de la méthode de Lister.

31 Juillet soir. Le malade n'a pas vomi, ne se plaint d'aucune douleur, le ventre n'est pas ballonné, la langue est humide, T. 39°,9.

1er août, matin. Quelques nausées, deux vomissements bilieux la nuit précédente, néanmoins le malade n'a éprouvé qu'une légère douleur au niveau de la région inguinale gauche dans les efforts de vomissements, il a dormi la plus grande partie de la nuit, T. 38°. Premier pansement, un peu de gonflement à la partie inférieure des bourses, causé par de l'œdème et un faible épanchement dans la vaginale, indolence à la pression.

Le soir, embarras gastrique très marqué, langue pâteuse, nausées, T. 39°,5.

Le 2 août, matin. Même état, T. 37°,6. Pansement. Soir, T. 38°,6.

Le 3, matin, T. 37°,4. Soir, T. 39°,6. Le malade souffre au niveau des bourses.

Le 4, matin. T. 39°,2, œdème scrotal plus marqué, devenu inflammatoire, grande sensibilité à la pression ; épanchement vaginal peu considérable, le testicule est très tuméfié. Les bourses sont fortement relevées. Soir. T. 39°.4.

Le 5, matin. T. 37°. Le testicule est beaucoup moins douloureux, quelques sutures sont enlevées. Soir. T. 31°,6. Le malade se plaint d'une toux opiniâtre.

Le 6, matin. T. 38°,4. Le testicule a diminué de volume, mais forme encore une masse indurée, impossible à séparer du noyau situé au niveau des ligatures du sac. Le volume des deux drains est diminué; la plaie a un peu d'odeur, on la désinfecte avec une injection de sublimé au 1/1000°. Les dernières sutures sont enlevées.

Toux quinteuse très fatigante, crachats muqueux, non striés de sang ; râles sibilants et ronflants dans les deux poumons avec prédominance aux bases. Retentissement douloureux de la toux dans l'aine et le scrotum. Soir. T. 39°,9.

Le 7, matin. T. 37°. La plaie n'a plus d'odeur, l'état local est très bon ; mais l'embarras gastrique est des plus intenses, le malade est tourmenté continuellement par des nausées, son haleine est très fétide ; il va à la selle pour la première fois depuis l'opération, avec un lavement simple. Régime lacté, potion de Todd.

Le 15, matin. Râles muqueux assez fins, disséminés partout, plus concentrés sous l'aisselle droite, à ce niveau la respiration est soufflante : Ventouses sèches.

Soir. Point de broncho-pneumonie vers le milieu de la hauteur du poumon droit : submatité, souffle, râles fins, crachats striés de sang. Vésicatoire sur le thorax.

Le 16, matin. T. 37°. L'embarras gastrique cède, le malade commença bientôt à manger, et, après une nouvelle poussée plus bénigne de broncho-pneumonie, marche résolument vers la convalescence.

A la fin du mois d'août, le testicule a repris son volume normal et peut être facilement distingué du moignon fibreux situé sur le trajet du cordon, ce moignon renferme les ligatures du sac. Tandis que dans tous les autres points la réunion par première intention a été parfaite, à la partie supérieure s'est formé un abcès qui est devenu fistuleux ; par cette fistule sont éliminées trois ligatures de soie phéniquée non altérées, l'une le 4 septembre, l'autre survint le lendemain ; la troisième cinq jours après. La fistule s'est lentement cicatrisée.

Le malade a été examiné cinq mois après l'opération, le résultat définitif est excellent, il sort définitivement le 24 décembre 1884, portant un suspensoir et un bandage.

Le malade est admis de nouveau à l'hôpital pour un ulcère variqueux, le 6 octobre 1886 et présente à cette date l'état suivant :

Le testicule gauche semble atrophié ; mais au toucher ne présente pas avec le droit une notable différence de volume. Il présente des veines variqueuses dans le cordon.

L'anneau inguinal est dilaté et quand le malade tousse, le doigt est repoussé par l'intestin ; il y a une pointe de hernie du volume d'un marron.

La longueur de la cicatrice est de 15 cent. Le malade a porté son bandage pendant 4 mois après sa sortie, et l'a abandonné depuis cette époque.

OBSERVATION LXXII

(**LEDIARD,** In *Lancet*, London, 1884.)

Hernie ombilicale ancienne irréductible. — Adhérences. —
Cure radicale. — Guérison.

Une malade se présenta à la consultation avec une hernie ombilicale volumineuse, contenant de l'épiploon et de l'intestin, celui-ci étant seul réductible. La tumeur avait graduellement grossi depuis son origine, environ six ans. Comme la malade était enceinte de sept mois, on lui conseilla de revenir après son accouchement, qui eut lieu le 9 juillet 1884.

La tumeur piriforme était au centre de l'abdomen et environ de la grosseur du poing. Le 14 juillet une incision fut faite sur la hernie, le sac fut ouvert et les quelques adhérences qui l'unissaient à l'épiploon furent détruites ; l'épiploon fut alors ligaturé et sectionné, le pédicule fut réuni par des points de catgut aux bords de l'anneau ; le sac fut ensuite séparé du tissu cellulaire et réséqué, et la peau fut également coupée, de telle sorte que quelques points de suture amenèrent la réunion des deux lèvres.

Remarques de M. Lediard. — C'est le quatrième cas de hernie traitée à peu près de cette façon ; deux cas de petite hernie crurale, dont les sacs contenaient des franges d'épiploon adhérent, irréductibles, et sur lesquels toute tentative de pression était intolérable. L'autre cas était une hernie inguinale du volume d'un œuf de cane, contenant de l'épiploon adhérent. Dans chaque cas le sac fut coupé, enlevé, ligaturé et réuni aux bords de l'anneau ; dans tous les cas on obtint la guérison.

B.   14

BIBLIOGRAPHIE

Arnaud. — *Traité des hernies*, 1749.

Barette. — *Hernies étranglées compliquées d'adhérences ou de gangrène. Entérectomie et entérorraphie.* Thèse de doct., 1883.

Besnier. — *Des étranglements internes de l'intestin.* Paris, 1860.

Bonnet (S.). — *De la cure radicale des hernies épigastriques.* Thèse de doct., 1886.

Bouilly. — *Entérectomie et entérorraphie.* In Revue de chirurg., 1883.

Bourguet (d'Aix). — *Mémoire sur l'étranglement dans les hernies compliquées d'adhérences et d'irréductibilité.* Bulletins Soc. chir., 1880, p. 516.

Boyer. — *Traité des maladies chirurgicales*, t. VIII.

Broca (P.). -- *Etranglement dans les hernies abdominales.* Thèse d'agr., 1853.

Cénac. — *Des obstacles à la réduction des hernies abdominales après le débridement.* Th. doct., 1877.

Cloquet (J.). — *Recherches sur les causes et l'anatomie des hernies abdominales.* Th. d'agr., 1819.

Cooper (A.). *Œuvres chirurgicales*, trad. par Chassaignac et Richelot, 1837.

Cossy. — Mémoires de la Société médicale d'observation. 1856.

Cruveilhier. — *Traité d'Anatomie pathologique.*

Duplay. — *Traité de pathologie externe.* T. VI.

Duret. — *Variétés rares de la hernie inguinale.* Th. agrég., 1883.

Franco. — *Traité des hernies.* Lyon, 1561.

Garengeot. — *Traité des opérations de chirurgie.* T. I, 1748.

Gosselin. — *Leçons sur les hernies abdominales.* 1865.

Goursaud. — *Remarques sur la différence des causes de l'étranglement dans les hernies.* Mém. de l'Acad. de chirurgie T. IV, 1768.

Guignard. — *Rétrécissement de l'intestin dans les hernies.* Th. doct., 1846.

Hallé. — *De l'occlusion par adhérence et coudure de l'intestin.* Revue de chirurgie. Janvier 1887.

Henrot. — *Des pseudo-étranglements par paralysie intestinale.* Th. doct., 1876.

Jobert. — *Traité des maladies chirurg. du tube intestinal.* 1829.

Julliard. — *Résection de l'intestin.* In Revue Suisse romande. 1882.

Lawrence. — *Traité des hernies,* traduit par Béclard et Cloquet. 1818.

Ledentu. — *Dict. de médec. et chir. pratiq.* Article Hernies.

Lafond. — *Considérations sur les hernies abdominales.* 1822.

Lucas-Championnière. — *Cure radicale des hernies.* 1887.

Madelung. — *Sur la résection de l'intestin.* Arch. für klin. chirurg. 1882.

Malgaigne. — *Mémoire sur les étranglements herniaires.* In Arch. génér. de méd. 1841.

Malgaigne. — *Mémoire sur les pseudo-étranglements.* In Journ. de chirurg. de Malgaigne. 1843.

Mougeot. — *Pseudo-étranglements causés par adhérences de l'intestin hernié.* Th. de doct., 1874.

Nélaton. — *Traité de pathologie externe.* T. IV.

Nicaise. — *Des lésions de l'intestin dans les hernies.* Th. de doct., 1866.

Nicaise. — *Du rôle des adhérences intestinales dans les phénomènes d'étranglement.* In Gazette méd. de Paris. 1874.

Petit (J.-L.). — *Traité des maladies chirurgicales.* Edit. de 1838.

Peyrot. — *Manuel de pathologie externe.* 1887.

Picqué (L). — *Accidents des hernies.* In Encyclopédie internationale de chirurgie. T. VI.

Prescott-Hewett. — *Sacs épiploïques enveloppant les hernies. étranglées.* In Arch. de méd. 1845.

Reverdin (I.-L.). — *Epiplocèle sus-ombilicale adhérente.* — *Cure radicale. Guérison.* In Rev. méd. Suisse romande. 1882 (Janvier)

Richelot. — *De la péritonite herniaire.* Th. doct., 1873.

Richter. — *Traité des Hernies,* trad. par Rougemont, 1784.

Riedel. — *XIIe Congrès des chirurgiens allemands.* In Centr. f. Ch., n° 23, suppl. 1883.

Routier. — *Cure radicale d'une épiplocèle para-ombilicale irréductible, adhérente. Guérison.* In thèse de Bonnet, 1886.

Rydygier. — *Sur la résection de l'intestin.* Berliner Klin. Wochens. 1881.

Scarpa. — *Traité pratique des hernies.* 1812.

Segond. — *Cure radicale des hernies.* Thèse d'agr., 1883.

Terrier. — *Remarques cliniques sur l'intervention chirurgicale dans les hernies épigastriques et ombilicales non étranglées.* In Rev. Chirurg. Déc. 1886.

Terrier. — *De la cure radicale des hernies de la ligne blanche.* Communication au Congrès français de chirurgie. Oct. 1886.

Trélat. — Société de chirurgie. Séances du 12 avril 1871 et du 5 juillet 1882.

Trèves. — *Lect. on the anatomy of the intestin. canal and peritoneum.* In Brit. Med. J. 1885, t. I.

Tuffier. — *Recherches sur les moyens de fixité du cœcum et sur son revêtement péritonéal.* In Bull. Soc. anatomiq. Séance du 5 novembre 1886.

TABLE DES MATIÈRES

IMPRIMERIE LEMALE ET Cⁱᵉ, HAVRE

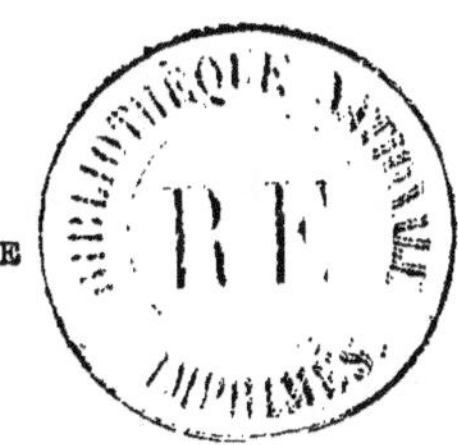

www.ingramcontent.com/pod-product-compliance
Lightning Source LLC
LaVergne TN
LVHW021702060726
842527LV00003B/967